Brigitte Bischof, Jadranka Dieter, Renate Chiba

Autogene Psychotherapie

Brigitte Bischof, Jadranka Dieter, Renate Chiba

Autogene Psychotherapie

Praxis Psychotherapie Band 8

facultas

Bibliografische Information der Deutschen Nationalbibliothek
Die Deutsche Nationalbibliothek verzeichnet diese Publikation in der Deutschen Nationalbibliografie; detaillierte bibliografische Daten sind im Internet über http://dnb.d-nb.de abrufbar.

1. Auflage 2026

facultas Universitätsverlag, Stolberggasse 26, 1050 Wien, Österreich
www.facultas.at, office@facultas.at

Lektorat: Katharina Schindl, Wien
Satz: Wandl Multimedia Agentur, Groß Weikersdorf
Druck und Bindung: Prime Rate Zrt., Budapest
Printed in Hungary

ISBN 978-3-7089-2649-0 (Print)
ISBN 978-3-99180-047-7 (E-PDF)

Dieses Buch widmen die Autorinnen ihrem Lehrer und unermüdlichen Mentor Dr. Heinrich Wallnöfer (1920–2022).

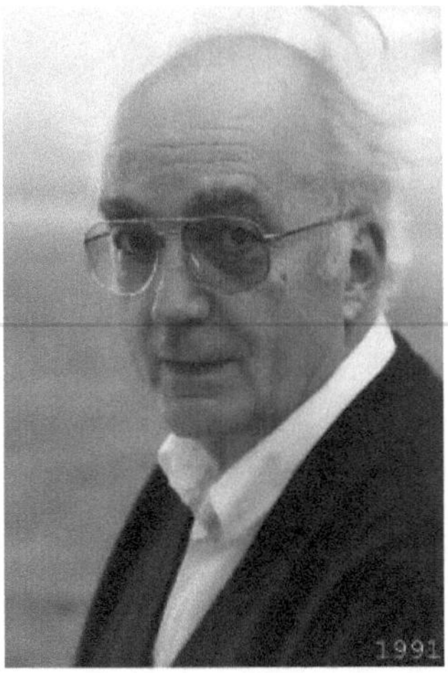

Heinrich Wallnöfer sagte mit 100 Jahren:
„Ich habe ein erfülltes Leben gehabt und bin zufrieden.
Ich habe keine großen Zukunftspläne, aber ich lebe gern!"

Inhaltsverzeichnis

Vorwort

„Ein Mensch hat Bücher wo besprochen
Und liest sie nun im Lauf der Wochen.
Wir freu'n uns wie ein kleines Kind,
Wenn Sie ein bisschen auch so sind."
(nach Eugen Roth)

Die Autogene Psychotherapie (ATP) nimmt in der Landschaft psychotherapeutischer Verfahren eine wichtige Position ein. Zum selben Zeitpunkt, als die Psychoanalyse erste Forschungen zum Unbewussten anstellte und die Hypnose als therapeutisches Verfahren kontrovers diskutiert wurde, entwickelte Johannes Heinrich Schultz eine Methode, die die Fähigkeit des Menschen zur Selbstregulation in den Fokus stellte: das Autogene Training (AT). Als Weiterentwicklung des Autogenen Trainings verbindet die ATP somatische und psychische Selbstregulation mit tiefenpsychologischen Prozessen auf spezielle Weise.

Unser Anliegen ist es, sowohl Fachpersonen als auch interessierten Lai:innen die Vielseitigkeit und therapeutische Wirksamkeit dieses Verfahrens näherzubringen. Dabei haben wir besonderen Wert auf eine wissenschaftlich fundierte, aber dennoch verständliche Darstellung gelegt. Die Verbindung von körperorientierten Ansätzen mit psychodynamischem Verständnis macht die ATP auch zu einem integrativen Verfahren, das in der heutigen Zeit mit ihren vielfältigen psychischen Herausforderungen von großer Bedeutung ist.

Die Autogene Psychotherapie ist keine ausschließliche Entspannungstechnik, obwohl sie oft als solche gehandelt wird, sondern eine tiefenpsychologisch fundierte Methode. Gerade für die Behandlung sehr früher, präverbaler Störungen bietet sie besondere Zugangsmöglichkeiten. Die Integration körperlicher Erfahrungen mit psychischen Prozessen macht sie zu einer ganzheitlichen Behandlungsmethode.

In der heutigen Zeit, in der körperorientierte und achtsamkeitsbasierte Ansätze zunehmend Anerkennung finden, erweist sich die ATP als erstaunlich modern und zeitgemäß. Ihre Integration von körperlichen und psychischen Prozessen, ihre Betonung der Selbstwirksamkeit und ihre Wertschätzung der menschlichen Autonomie entsprechen aktuellen Entwicklungen in der Psychotherapieforschung und -praxis.

Mit diesem Buch möchten wir einen Beitrag zu breit gefächerter Information, zum besseren Verständnis und zur weiteren Verbreitung der Autogenen Psychotherapie leisten. Es basiert auf langjähriger klinischer Erfahrung und aktuellen wissenschaftlichen Erkenntnissen und soll eine Verbindung zwischen theoretischer Fundierung und praktischer Anwendung bieten.

Wir hoffen, dass dieses Buch jedoch nicht nur informiert, sondern auch inspiriert und vielleicht die eine Leserin oder den anderen Leser für eine tiefergehende Beschäftigung mit der Autogenen Psychotherapie begeistern kann.

Brigitte Bischof, Jadranka Dieter, Renate Chiba

Einleitung

Die Autogene Psychotherapie ist ein seit 1994 in Österreich akkreditiertes eigenständiges psychotherapeutisches Verfahren, das sich aus dem klassischen Autogenen Training nach Johannes Heinrich Schultz entwickelt hat. Als ganzheitlicher und tiefenpsychologisch-psychodynamisch begründeter Ansatz verbindet die ATP körperliche Selbstregulationstechniken mit modernen psychodynamischen Konzepten, wodurch sie einen integrativen Zugang zu seelischen und körperlichen Prozessen ermöglicht. Ihr theoretisches Fundament bilden die psychoanalytische Objektbeziehungstheorie, die Neo-Psychoanalyse sowie das Paradigma der Intersubjektivität. Die Methode ermöglicht es, über die Förderung von Entspannung und Selbstwahrnehmung einen Zugang zum Unbewussten zu eröffnen. Im therapeutischen Prozess werden innere Bilder, Gefühle und Körperempfindungen gleichermaßen beachtet und methodisch einbezogen, was einen umfassenden therapeutischen Zugang erlaubt, der durch aktuelle neurowissenschaftliche Erkenntnisse zusätzlich gestützt wird.

Durch die gezielte Stärkung seelischer und körperlicher Selbstheilungskräfte wird die Entwicklung der Persönlichkeit von innen heraus gefördert. Der systematische Aufbau der ATP ermöglicht Patient:innen eine schrittweise, häufig zunächst vorsprachliche und basale Annäherung an ihr psychisches Erleben. Im weiteren Verlauf werden individuelle Leitsätze und Leitbilder herausgearbeitet und innere Konfliktbereiche auf tieferliegender Ebene bearbeitet. Die Methode legt dabei einen besonderen Fokus auf die intersubjektive therapeutische Begegnung im Hier und Jetzt, wodurch sukzessive konfliktbeladenes Material bewusst gemacht und integriert werden kann.

Die ATP findet sowohl im klinischen Bereich als auch in der Prävention vielseitige Anwendungen und kann im Einzel- wie auch im Gruppensetting eingesetzt werden. Besonders geeignet ist sie für die Behandlung sehr früher, präverbaler Störungen, da sie durch ihr gestuftes Vorgehen einen schonenden und sicheren Zugang zu impliziten Erlebnisbereichen ermöglicht. Ihr umfassendes Menschenbild erlaubt grundsätzlich die

Anwendung bei allen psychischen Störungsbildern, mit dem Ziel, mittels gezielter Persönlichkeitsrekonstruktion nachhaltige Entwicklungen anzustoßen.

Dieses Buch bietet einen fundierten Überblick über die historische Entwicklung, die theoretischen Grundlagen sowie die praktische Durchführung der Autogenen Psychotherapie. Dabei werden sowohl die methodischen Besonderheiten als auch die Abgrenzung zu verwandten Verfahren wie der Hypnosepsychotherapie (HY) und der Katathym Imaginativen Psychotherapie (KIP) herausgearbeitet. Durch die Darstellung konkreter Fallbeispiele und die ausführliche Beschreibung der verschiedenen Entwicklungsstufen erhalten Psychotherapeut:innen, Ärzt:innen, Psycholog:innen und Interessierte einen praxisnahen Einblick in dieses ständig sich weiterentwickelnde psychotherapeutische Verfahren, das durch seine einzigartige Kombination körperlicher und psychodynamischer Zugänge neue Perspektiven in der Behandlung psychischer Störungen eröffnet.

1 Historischer Rückblick

1.1 Kritischer Blick auf den Begründer und damaliger gesellschaftlicher Hintergrund

Johannes Heinrich Schultz (1884–1970), deutscher Psychiater und Psychotherapeut, lebte und wirkte in einer Zeit tiefgreifender gesellschaftlicher und wissenschaftlicher Umbrüche. Das ausgehende 19. und beginnende 20. Jahrhundert war geprägt von neuen (naturwissenschaftlichen) Erkenntnissen in der Medizin, insbesondere in der Neurologie und Psychiatrie. Gleichzeitig erlebte die Psychoanalyse durch Sigmund Freud ihren Aufstieg, und die Hypnose, die zunächst als wissenschaftlich umstritten galt, fand zunehmend Anerkennung in der medizinischen Praxis. In diesem Spannungsfeld entstand das Autogene Training als Versuch, körperliche und seelische Prozesse in einem integrativen Ansatz zu verbinden. Schultz war ein schulenunabhängiger Psychotherapeut, der verschiedene Strömungen der damaligen Zeit in seine Arbeit integrierte. Als Begründer des Autogenen Trainings hat er eine Methode entwickelt, die bis heute weltweit Anwendung findet und die Grundlage der Autogenen Psychotherapie bildet.

Die Entwicklung des Autogenen Trainings fiel in die Zeit der Weimarer Republik und des aufkommenden Nationalsozialismus in Deutschland. Dies wirft auch einen kritischen Schatten auf die Person von J. H. Schultz, dessen Rolle während der NS-Zeit nicht unproblematisch war, nämlich in Bezug auf seine Haltung zum Nationalsozialismus und seine Beteiligung an der Rechtfertigung eugenischer Maßnahmen (Mettauer, 2010; Husmann, 2022).

Wie Maja Langsdorff (2000) im aufschlussreichen Artikel „Die Geheimnisse um J. H. Schultz“ (13.9.2000 in der Stuttgarter Zeitung) darlegt, wurde Schultz lange Zeit verdächtigt, antisemitisch eingestellt und ein überzeugter Nationalsozialist gewesen zu sein. Biografen übergingen diese Jahre oft stillschweigend, was Anlass zu Spekulationen gab. Insgesamt wurden die Jahre 1933 bis 1945 in der Geschichte der Klinischen Psychologie und

Psychotherapie oft ausgeblendet, da der Nationalsozialismus diese Professionen gefördert und ihre Stellung gestärkt hatte. Laut Oskar Mittag lag dies unter anderem an der nationalsozialistischen Ideologie, die psychologische Konzepte wie den Willen, das Unbewusste oder die Massenpsychologie aufgriff und damit der jungen Profession zusätzliche Bedeutung verlieh. Die Entwicklung der Psychotherapie war geprägt von Anpassung und Mitwirkung, wobei individuelle Handlungsspielräume unterschiedlich genutzt wurden, zumeist jedoch – vorsichtig ausgedrückt – pragmatisch und nicht widerständig.

Wie Mittag dann in einem kritischen Aufsatz feststellte, hat Schultz „aller Wahrscheinlichkeit nach, die sich nach 1933 bietende Gelegenheit zur Etablierung und institutionellen Ausweitung der Psychotherapie begrüßt, [...] mit dem NS-System kooperiert und sich in vielerlei Hinsicht opportunistisch verhalten" (Mittag, 1994, S. 12). Für diese Aussagen wurden Mittag sowie alle an einem Magdeburger Psychologenkongress teilnehmenden „AT-treuen Therapeuten" in der Zeitschrift „Der Spiegel" in Grund und Boden verdammt und als „Verdränger, Verleugner und Tabuisierer" bezeichnet (Der Spiegel, 1994).

In jüngerer Zeit hat sich Björn Husmann in seinem Artikel „Licht und Schatten im Wirken von Johannes Heinrich Schultz" (2015) sowie in seinem Buch „Über 100 Jahre Autogenes Training" (2022) mit der Geschichte von J. H. Schultz eingehend bzw. historisch forschend auseinandergesetzt.

Das Vermächtnis von Schultz zeigt „Licht und Schatten". Seine fachlichen Verdienste sind unbestritten, doch insbesondere im Kontext politischer Anpassung und persönlicher Haltung bleibt eine kritische Auseinandersetzung weiterhin unabdingbar. Ein simples Urteil ist weder historisch noch ethisch gerechtfertigt; vielmehr fordert seine Biografie zu weiterer differenzierter Reflexion auf.

1.2 Entwicklung und Konzept des frühen Autogenen Trainings

Das von Schultz entwickelte frühe Autogene Training ist ein systematisches Übungsverfahren, das ursprünglich als „ein vom Selbst (autos) sich entwickelndes (gen = werden) und das Selbst gestaltendes systematisches Üben (Training)“ beschrieben wurde (Schultz, 1932). In seiner Selbstcharakterisierung verankerte Schultz diese Methode ausdrücklich in der Tradition der Hypnoseforschung, indem er sie als legitime Tochter der Hypnose bezeichnete. Gleichzeitig grenzte er das Autogene Training jedoch klar von der klassischen fremdinduzierten Hypnose ab, indem er die Eigenaktivität und Autonomie der Übenden konsequent in den Vordergrund stellte.

Bereits im ersten Jahrzehnt des 20. Jahrhunderts und insbesondere während seiner klinischen Tätigkeit an der Psychiatrischen Klinik machte Schultz die Beobachtung, dass hypnotisierte Patient:innen unabhängig von den Inhalten der Suggestion regelmäßig bestimmte, für sie sehr angenehme körperliche Phänomene wie Schwere- und Wärmegefühle beschrieben, insbesondere in den Extremitäten. Er verstand diese Phänomene als Ausdruck einer zentralnervösen Umschaltung (Zentralumschaltung) und sah die Hypnose als ein psycho-physiologisches Gesamtereignis statt lediglich als ein psychologisches Phänomen. Entscheidend war für Schultz die Erkenntnis, dass diese Zustände nicht notwendigerweise von außen induziert werden müssen, sondern durch gelenkte Autosuggestion auch selbstständig von den Patient:innen herbeigeführt werden können.

Auf Grundlage dieser Einsicht entwickelte er zunächst „autogene Organübungen“, die er am 3. April 1926 vor der Ärztlichen Gesellschaft in Berlin erstmals präsentierte. Während er 1927 noch von „rationalisiertem autosuggestiven Training“ sprach, etablierte sich ab 1928 der Begriff **Autogenes Training**. Für das im Jahr 1932 erschienene Grundlagenwerk „Das Autogene Training – Konzentrative Selbstentspannung“ (Schultz, 1932) wählte Schultz bewusst den Untertitel „Konzentrative Selbstentspannung“, um die originäre Eigenaktivität hervorzuheben: autogen im Sinne von **„aus sich selbst heraus entstehend“**, losgelöst von fremder Beeinflussung durch die Therapeut:in.

Das zentrale methodische Prinzip formulierte Schultz in der Maxime: „Richtig angesetzte und systematische Entspannungsübungen führen die gewünschte Umschaltung herbei, die alle Leistungen erlaubt, die den echten suggestiven Zuständen eigentümlich sind.“ (ebd., S. 15) Im Fokus steht ein passives, rezeptives **Geschehenlassen**, das im Gegensatz zum aktiven Herbeiführen oder Erzwingen der gewünschten Zustände steht.

Die **Grundstufe** des Autogenen Trainings wurde von Schultz bereits klar strukturiert: Sie umfasst sechs standardisierte Übungssequenzen – Schwereübung (Muskelentspannung), Wärmeübung (Erweiterung der Blutgefäße), Herzübung (Herzschlagregulierung), Atemübung (Atemharmonisierung), Sonnengeflechtsübung (Förderung der Durchblutung der Bauchorgane) und Stirnkühleübung (Beruhigung des Kopfbereichs) –, die sukzessive und in vorgegebener Reihenfolge erlernt werden (Schultz, 1932). Durch diese standardisierten Übungssätze wird zielgerichtet ein trophotroper (erholender) Zustand hervorgerufen, der sowohl der Prävention als auch der Therapie dient. Das Verfahren betont Selbstständigkeit und Eigenverantwortlichkeit der Patient:innen, denn jede Person kann, ihrem eigenen Rhythmus folgend, ihr individuelles Entspannungsniveau erreichen.

Die Wirksamkeit des Verfahrens geht über die reine Körperentspannung hinaus: Das Autogene Training fördert nachgewiesenermaßen Persönlichkeitsentwicklung, emotionale und kognitive Kompetenzen sowie Stressbewältigung (Gerber & Sedlak, 1990; Doubrawa, 1992; Binder & Binder, 1987). Die Methode wurde rasch zur Anwendung in Psychotherapie und Psychohygiene empfohlen.

Neben der Grundstufe und der Mittelstufe entstand bald eine Oberstufe mit meditativen und imaginativen Elementen, welche später Ausgangspunkt für die Autogene Psychotherapie wurde. Die internationale Verbreitung des Autogenen Trainings wurde wesentlich durch Wolfgang Luthe (1922–1985) unterstützt, der das Konzept des „Autogenen Abschaltens“ prägte. Ab den 1950er-Jahren geriet das Verfahren zunehmend in den Fokus wissenschaftlicher Forschung; dabei standen insbesondere die physiologischen Effekte etwa auf Durchblutung, Muskeltonus, Herzfrequenz und EEG im Mittelpunkt (Schultz & Luthe, 1959; Langen, 1987). Ursprünglich als Methode zur Selbstregulation somatischer Funktionen ausgelegt, wurden psychodynamische Aspekte erst später (im Zuge der Autogenen Psychotherapie) bedeutsam.

1.3 Institutionalisierung und Gegenwart: Österreichische Gesellschaft für Angewandte Tiefenpsychologie und Allgemeine Psychotherapie (ÖGATAP)

Ein wichtiger Begleiter der Entwicklung war Heinrich Wallnöfer (1920–2022), langjähriger Forscher und international anerkannter Experte für Autogene Psychotherapie. In zahlreichen Korrespondenzen und wissenschaftlichen Kooperationen förderte er die internationale Vernetzung und trug maßgeblich zur weiteren Anerkennung der Methode bei.

Wallnöfers zentrale Aussage ist:
„Autogenes Training macht ein Angebot, das auch in Zukunft auf eine Nachfrage treffen wird, ein Bedürfnis nach selbsttätiger (autogener) Tiefenentspannung und ein Interesse an autogener Selbstverwirklichung, nicht im Sinne von vordergründiger Selbstoptimierung oder Egozentrismus, sondern im Sinne der Schultz'schen Existentialwerte als Selbstwerdung." (Wallnöfer, 1996, mündliche Mitteilung)

Heinrich Wallnöfer gründete 1958 die Österreichische Gesellschaft für Autogenes Training und Allgemeine Psychotherapie (Chimani, 2019). Im Jahre 2003 wurde die Bezeichnung auf Österreichische Gesellschaft für Angewandte Tiefenpsychologie und Allgemeine Psychotherapie (ÖGATAP) geändert. Diese Entwicklung ist als Teil jener Professionalisierungsbewegung zu verstehen, die im Sinne eines qualitätsorientierten, wissenschaftlich fundierten Nachfolgemodells auf dem Werk von Schultz aufbaute, dabei aber auch kritische Distanz zu den Ursprüngen der Methode bewahrte. Die ÖGATAP hat seither maßgeblich zur wissenschaftlichen Weiterentwicklung, Qualitätssicherung und Verankerung der Autogenen Psychotherapie und psychosozialen Versorgung beigetragen. Zugleich steht sie exemplarisch für eine nunmehr multiprofessionelle Öffnung, in deren Folge die Autogene Psychotherapie heute nicht nur ärztlichen, sondern z. B. auch psychologischen, psychotherapeutischen und pädagogischen Fachgruppen zugänglich ist.

Es erscheint uns wichtig, darauf zu fokussieren, dass sich die heutige Autogene Psychotherapie von historischen ideologischen Verstrickungen gelöst hat und als modernes psychotherapeutisches Verfahren auf humanistischen Werten basiert. Die geschichtliche Entwicklung wird reflektiert, kritisch aufgearbeitet und die Notwendigkeit innerer Wandlungsfähigkeit der Methode wird betont, damit sie den Anforderungen einer sich wandelnden Gesellschaft und neuen Forschungserkenntnissen gerecht wird. Wir haben hoffentlich aus der Vergangenheit gelernt, um das Verfahren weiterzuentwickeln, ohne seine problematischen Ursprünge zu verleugnen.

Die Autogene Psychotherapie ist per definitionem eine ganzheitliche, tiefenpsychologisch-psychodynamisch verankerte Methode, die durch Kontinuität und Weiterentwicklung gleichermaßen geprägt ist.

Autogene Psychotherapie bleibt ein Verfahren, das nicht nur dem Körper, sondern vor allem auch der Seele „Lust macht, darin zu wohnen" (s. Kapitel 2.4); mit wissenschaftlicher Tiefe und ein wenig Humor, wenn es gilt, Zugang zu inneren Welten zu gewinnen. In der therapeutischen Begegnung wird deutlich, wie Autogene Psychotherapie als „Psychotherapieverfahren mit Köpfchen" (und Bauchgefühl) Brücken sowohl zwischen „Ent-Spannung" und Konflikt als auch zwischen Körperempfinden und seelischer Dynamik schlägt – und das oftmals mit einem Schmunzeln, wenn ein entspannter Patient feststellt: „Wer lässt, wird gelassen."

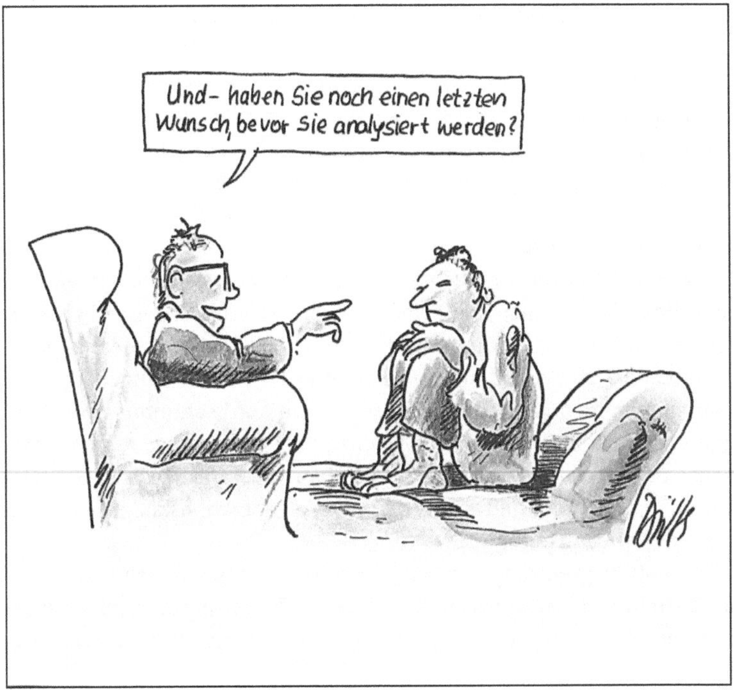
Und- haben Sie noch einen letzten Wunsch, bevor Sie analysiert werden?
Bühs

Abb. 1: Psychologen-Blues (Bühs, 2009)

2 Theoretische Grundlagen der ATP

Die Autogene Psychotherapie hat sich aus dem klassischen Autogenen Training entwickelt, geht jedoch weit darüber hinaus. Sie integriert tiefenpsychologische Konzepte mit körperorientierten Ansätzen und bildet so ein eigenständiges psychotherapeutisches Verfahren.

Klassische Sichtweise

Das klassische Autogene Training nach Schultz fokussierte primär auf körperliche Veränderungen zur Beeinflussung psychischer Prozesse. Es basiert auf der Annahme, dass durch Entspannung die Funktionen des parasympathischen Systems verstärkt und Einfluss auf beide Nervengeflechte genommen werden kann. Durch Konzentration auf bestimmte Vorstellungen und Gedanken werden Körperfunktionen bewusst wahrgenommen, negative Gefühle beeinflusst und abgebaut und positives Denken wird gefördert. Der Effekt sind eine verbesserte Regenerationsfähigkeit und ein besserer Umgang mit Stress.

Schultz folgte dabei dem klassischen psychoanalytischen Konzept einer autonomen Psyche, beachtete jedoch die Bedeutung des Unbewussten und der intersubjektiven Begegnung im Hier und Jetzt nicht ausreichend.

Neue Theorieentwicklungen

Vor dem Hintergrund der psychoanalytischen **Objektbeziehungstheorie** (Klein, 1962; Fairbairn, 1954; Spitz, 1983; Winnicott, 1974; Mahler et al., 1975; Kernberg, 1975) fokussiert die Autogene Psychotherapie sowohl auf die Bedeutung frühkindlicher Beziehungserfahrungen für die Entwicklung psychischer Strukturen als auch auf die aktuelle Dynamik von Subjekt-Objekt-Beziehungen. Objekt- und Selbstrepräsentanzen werden dabei als sich wechselseitig beeinflussende Konstrukte im intrapsychischen Raum verstanden, wobei dem Verhalten der primären Bezugspersonen – insbesondere ihren bewussten und unbewussten Einstellungen – eine zentrale Rolle für die Entwicklung mentaler Repräsentanzen des Selbst und anderer Personen zukommt.

Die Entwicklung der tiefenpsychologisch fundierten Autogenen Psychotherapie in Österreich wurde maßgeblich durch Heinrich Wallnöfer (1973) initiiert und durch die Arbeiten von Günther Bartl (1983), Sigrun Roßmanith (1990), Martina Hexel (1994), Giesela Gerber und Franz Sedlak (1990) entscheidend weiterentwickelt.

Die **relationale Psychoanalyse** (Greenberg & Mitchell, 1983) geht von einem intersubjektiven Ansatz aus, demzufolge die menschliche Psyche in einem kontinuierlichen Wechselspiel subjektiver Erfahrungen zwischen Patient:in und Therapeut:in gebildet wird. Psychisches Innenleben entsteht stets „im Spiegel des Anderen" (Altmeyer & Thomä, 2006), wobei das **bipersonale Feld** als spezieller Kontext für das gemeinsame Erleben und Verstehen genutzt wird (Atwood & Stolorow, 1984). Ziel ist es, das Wechselspiel der Einstellungen und Haltungen beider Beteiligten als dynamischen Kontext zu erfassen und für den gemeinschaftlichen psychotherapeutischen Entwicklungsprozess nutzbar zu machen (Ermann, 2011).

In diesem Verständnis fungiert die Therapeut:in nicht lediglich als neutrale Beobachterin, sondern als aktive Mitgestalterin des Therapieprozesses. Ihre eigene Subjektivität – insbesondere in Form von Eigenübertragung und Gegenübertragung – stellt einen wesentlichen Faktor für das psychodynamische Verständnis und für die Weiterentwicklung des psychischen Selbst dar. In der ATP wird dieses intersubjektive Modell konsequent auf alle therapeutischen Stufen angewandt, sodass jede Intervention, Bemerkung oder Haltung der Therapeut:in unmittelbaren Einfluss auf den Verlaufsprozess nimmt.

2.1 Bionome Idee und Autogenes Prinzip

Die zentralen Begriffe der Autogenen Psychotherapie sind die bionome Idee und das autogene Prinzip. Sie bilden das theoretische Fundament der gesamten Methode. Diese Konzepte wurden insbesondere von Heinrich Wallnöfer weiterentwickelt (Wallnöfer, 1992).

Bionome Idee

Das Konzept der Bionomie geht zurück auf Heinrich Schultz und beschreibt die naturgemäße Selbstregulation des Organismus. Es basiert auf der Annahme, dass der menschliche Organismus über inhärente Fähigkeiten zur Selbstheilung und Selbstregulation verfügt, die unter geeigneten Bedingungen aktiviert werden können (Schultz, 1951, 1970).

Die bionome Idee in der ATP geht davon aus, dass körperliche und psychische Prozesse in ständigem Wechselspiel stehen und nicht voneinander getrennt betrachtet werden können. Der Mensch wird als biopsychosoziale Einheit verstanden, in der körperliche, seelische und soziale Faktoren kontinuierlich interagieren. Jeder Mensch trägt einen inneren Bauplan, eine Lebensgesetzlichkeit in sich (Wallnöfer, 1992). Nach diesem Konzept ist der Mensch dann gesund, wenn er diesem inneren Bauplan die Chance zur Entfaltung gibt. Der Bauplan trägt bestimmte Determinanten in sich, gestattet aber viele ausgestaltende Variationen. Das Bionome ereignet sich durch das autogene Prinzip – das „Selbst-entstehen-Lassen". Der Begriff „bionom" verweist auf die Eigengesetzlichkeit des Lebendigen, welches sich von der mechanistischen Determination des Anorganischen unterscheidet (Wallnöfer, 1992).

Autogenes Prinzip

Das autogene Prinzip beschreibt den Prozess der Selbstgenerierung und Selbstregulation. Es betont die Autonomie des Individuums und seine Fähigkeit, durch innere Konzentration und passive Aufmerksamkeit Zugang zu eigenen Ressourcen zu finden. Dieses Prinzip steht im Gegensatz zu heterogenen (von außen kommenden) Einflüssen und betont die Bedeutung der Selbstwirksamkeit. In der therapeutischen Praxis fördert das autogene Prinzip die aktive Beteiligung der Patient:in am Heilungsprozess und stärkt die Eigenverantwortung (Krampen, 1992).

Das autogene Prinzip beschreibt nicht nur das Frei-Sein von Außeneinflüssen, sondern betont, dass sich das Eigentliche nur verwirklichen lässt, wenn man es zulässt. Es geht also um einen aktiven Prozess des Zulassens, nicht um ein passives Geschehenlassen.

In der ATP wird das autogene Prinzip genutzt, um den Zugang zum Unbewussten zu erleichtern. Durch die autogene Regression wird ein Zustand erreicht, in dem unbewusste Inhalte leichter ins Bewusstsein treten können und im therapeutischen Prozess bearbeitet und integriert werden. Der Zustand der autogenen Regression schafft einen besonderen psychischen Raum, in dem sowohl Entspannung als auch Selbsterforschung möglich sind.

Die bionome Idee und das autogene Prinzip bilden zusammen ein theoretisches Fundament, das die Selbstregulationsfähigkeit des Menschen betont und gleichzeitig die Verbindung zwischen Körper und Psyche hervorhebt. Dies steht im Einklang mit aktuellen Erkenntnissen der Psychosomatik und Neurobiologie, die zunehmend die enge Verflechtung von körperlichen und psychischen Prozessen belegen (van der Kolk, 2014).

In der therapeutischen Praxis bedeutet dies, dass die ATP einen Raum schafft, in dem die natürlichen Selbstheilungsprozesse des Organismus unterstützt werden. Die Therapeut:in fungiert dabei als Begleiter:in, die die autogenen Prozesse fördert und den Patient:innen hilft, ihre eigenen Ressourcen zu aktivieren und zu nutzen. Diese Haltung entspricht einem ressourcenorientierten Ansatz, der die Stärken und Potenziale der Patient:innen in den Mittelpunkt stellt.

Über fokussierte Konzentration in einem bewusstseinsgesenkten Zustand soll eine zunehmende bionome Balance hergestellt werden. Dies erfolgt über kontrollierte Regression im Dienste des Ich als wesentliche narzisstische Homöostasefunktion („narzisstisches Auftanken") auf konfliktfreie Bereiche. Die Tiefe der Regression wird von der Patient:in selbst gesteuert. Kann ein primärnarzisstischer Zustand erreicht werden, kommt dies einem Einssein mit dem allmächtigen Objekt gleich (Kohut, 1971). Ermann (2017a) formuliert, dass die Regression das Wiederaufleben von entwicklungspsychologisch frühen Einstellungen und Erlebnisweisen ermöglicht.

Die durch das autogene Prinzip realisierte Bionomie hat dazu geführt, dass von einer Art Heilung aus dem organismischen Selbst gesprochen wird. Diese grundlegende Idee durchzieht die gesamte Autogene Psychotherapie und bildet deren philosophisches Fundament (Wallnöfer, 2000a).

2.2 Wirkfaktoren: Neurophysiologische und lerntheoretische Aspekte

Die Wirkung der Autogenen Psychotherapie lässt sich aus neurophysiologischer und aus lerntheoretischer Perspektive erklären. Diese wissenschaftlichen Grundlagen helfen zu verstehen, warum und wie die ATP therapeutisch wirksam ist.

Neurophysiologische Aspekte

Aus neurophysiologischer Perspektive basiert die Autogene Psychotherapie auf der gezielten Einflussnahme auf das vegetative Nervensystem, das weitgehend autonom und außerhalb bewusster willentlicher Kontrolle agiert (Binder, 1987). Die therapeutische Praxis der ATP führt zu einer Umschaltung von sympathischer zu parasympathischer Dominanz: Während der Sympathikus in Stresssituationen die Leistungsbereitschaft durch Hormonausschüttung erhöht, ist der Parasympathikus für Regeneration und Erholung zuständig (Binder, 1987). Chronischer Stress kann zu einer dauerhaften Überbeanspruchung des sympathischen Systems führen, was die parasympathischen Funktionen beeinträchtigt und Symptome wie Erschöpfung, Angst, Depressionen und körperliche Schmerzen begünstigt.

Die Anwendung autogener Übungen bewirkt zahlreiche physiologische Veränderungen: Es kommt zu einer Reduktion der Muskelspannung, zur Erweiterung peripherer Blutgefäße mit erhöhter Durchblutung, Verlangsamung und Vertiefung der Atmung sowie zu einer verringerten Herzfrequenz. Zugleich sind im EEG vermehrt Alpha-Wellen nachweisbar, die mit Zuständen entspannter Wachheit korrespondieren (Stetter & Kupper, 2002). Schultz beschrieb diesen Prozess als **trophotrope Umschaltung** – einen Übergang von ergotroper Aktivierung zu einem parasympathisch dominierten Entspannungszustand, erkennbar an physiologischen Markern wie Wärmegefühl, gesteigerter Darmmotilität und reduzierten Kreislaufparametern.

Ein zentraler neurophysiologischer Wirkfaktor ist der **Carpenter-Effekt** (Ideoplasie): Die lebhafte Vorstellung bestimmter körperlicher Zustände (etwa Schwere oder Wärme) erzeugt tatsächlich korrespondierende neuronale Aktivierungsmuster, die physiologische Veränderungen bewirken (Schlamann et al., 2010). Durch regelmäßiges Üben tritt eine Konditionierung ein, die die Erreichung des Entspannungszustands erleichtert und beschleunigt, was die therapeutische Effizienz der ATP steigert.

Moderne neurowissenschaftliche Forschung zur Neuroplastizität bestätigt, dass die kontinuierliche Praxis autogener Methodik zu strukturellen und funktionellen Anpassungen im Gehirn führt. Insbesondere die Fähigkeit zur Selbstregulation des autonomen Nervensystems kann als Ausdruck neuroplastischer Veränderungen verstanden werden, bei denen neuronale Netzwerke durch wiederholte Erfahrung reorganisiert werden (Schiepek, 2011).

Die neurophysiologischen Wirkungen der ATP gehen über die Entspannungsreaktion hinaus. Der Zustand der autogenen Regression verändert die Aktivität im Default-Mode-Netzwerk (DMN, eine Gruppe der Gehirnregionen, die aktiv ist, wenn wir ruhen) des Gehirns und fördert den Zugang zu unbewussten Prozessen sowie die Integration emotionaler Erfahrungen, ähnlich wie bei meditativen Zuständen. Bereits Barolin (1988, S. 24) beschrieb den autogenen Zustand als einen „dritten menschlichen Grundzustand, der sich vom Schlafen und Wachen deutlich unterscheidet". Forschungen zur **Interozeption**, der Wahrnehmung innerer Körperzustände, belegen, dass eine gezielte Schulung der Körperwahrnehmung die emotionale Selbstregulation verbessert (Porges, 2023). In der ATP wird dieser Zusammenhang genutzt, indem systematisch die Körperwahrnehmung vertieft und die damit einhergehende psychische Verarbeitung gefördert wird. Eine differenzierte Interozeption unterstützt so das Erkennen und Regulieren emotionaler Zustände und deren körperlicher Korrelate.

Lerntheoretische Aspekte

Aus lerntheoretischer Perspektive lassen sich mehrere Wirkfaktoren der ATP identifizieren. Die **klassische Konditionierung** spielt eine wichtige Rolle, indem durch wiederholte Übung die Übungssätze der Grundstufe mit dem Entspannungszustand verknüpft werden, sodass schließlich bereits die mentale Vorstellung des Übungssatzes ausreicht, um die entsprechenden körperlichen Reaktionen auszulösen. Dieser Mechanismus ermöglicht eine zunehmend effiziente Selbstregulation und trägt zur Übertragung der in der Therapie erlernten Fähigkeiten in den Alltag bei (Wyrwicka & Sterman, 1968).

Die **operante Konditionierung** wirkt durch die positiven Erfahrungen während und nach der Übung, wie Entspannung, Wohlbefinden und verbesserte Selbstregulation, die das Übungsverhalten verstärken. Diese positiven Konsequenzen motivieren zur regelmäßigen Praxis und fördern die Integration der ATP in den Lebensstil der Patient:innen (Hoffmann, 1990).

Das **Modelllernen** kann besonders in Gruppensettings wirksam sein, wo das Beobachten anderer Teilnehmer:innen und ihrer Fortschritte motivierend wirken und den eigenen Lernprozess unterstützen kann.

Auch **kognitives Lernen** ist ein wichtiger Aspekt der ATP, da die Einsicht in die Zusammenhänge zwischen körperlichen und psychischen Prozessen eine bewusstere Steuerung der eigenen Reaktionen ermöglicht. Das Verständnis der psychophysiologischen Zusammenhänge unterstützt den therapeutischen Prozess und fördert die Selbstwirksamkeit der Patient:innen.

Diese lerntheoretischen Prozesse führen dazu, dass die in der ATP erlernten Fähigkeiten zur Selbstregulation zunehmend automatisiert und in den Alltag integriert werden können. Die regelmäßige Übung führt zu einer Generalisierung der Entspannungsfähigkeit, sodass diese auch in belastenden Situationen aktiviert werden kann. Diese Transfer- und Generalisierungsprozesse sind entscheidend für die langfristige Wirksamkeit der ATP über den therapeutischen Rahmen hinaus (Krampen, 1992).

Synthese und klinische Bedeutung

Die Kombination von neurophysiologischen und lerntheoretischen Wirkfaktoren macht die ATP zu einem sehr wirksamen Verfahren zur Förderung der psychosomatischen Selbstregulation. Durch die Integration tiefenpsychologischer Konzepte geht sie jedoch weit über reine Entspannungsverfahren hinaus und ermöglicht eine tiefgreifende psychotherapeutische Arbeit, die sowohl körperliche als auch psychische Dimensionen einbezieht.

Die theoretischen Grundlagen der ATP verdeutlichen, dass körperliche und psychische Prozesse nicht isoliert betrachtet werden können, sondern in einem komplexen Wechselspiel stehen. Die bionome Idee und das autogene Prinzip bilden dabei das konzeptuelle Fundament, das durch moderne neurobiologische und lerntheoretische Erkenntnisse gestützt wird. Diese theoretische Fundierung ermöglicht es der ATP, sowohl die natürlichen Selbstheilungskräfte des Organismus zu aktivieren als auch gezielt therapeutische Veränderungsprozesse zu initiieren und zu begleiten.

2.3 Empirischer Hintergrund

Die Autogene Psychotherapie stützt sich auf verschiedene empirische Grundlagen aus unterschiedlichen Forschungsbereichen. Diese empirischen Erkenntnisse bilden das Fundament für das theoretische Verständnis und die praktische Anwendung der ATP.

Besonders relevant ist das **Verständnis früher Entwicklungsphasen**, da die ATP sich als besonders geeignet für die Behandlung von sehr frühen, präverbalen Störungen erwiesen hat (Bischof, 2004; Bischof & Dieter, 2022; s. Kapitel 2.3.1, 2.3.2, 2.3.4).

Das ontogenetische **Modell „Spüren – Fühlen – Denken“** (Reinelt & Gerber, 1990) beschreibt die allmähliche Entwicklung von unmittelbarer (primär sinnlicher) Körperwahrnehmung zu erinnerbaren, formulierten Gefühlen und damit zu einer Selbsterkenntnis. Das „Protoselbst“ (Damasio, 2010) ist eng mit Körpererleben und somatischen Markern verbunden. Diese frühen emotionalen Erfahrungen werden präverbal im prozeduralen (impliziten) Beziehungsgedächtnis gespeichert und prägen unbewusst spätere Beziehungsmuster (Hauler, 2019; Bowlby, 2006; s. Kapitel 2.3.3).

Das **Entwicklungsmodell von Mahler** et al. (1975) stellt, wie von Kraft (2004) erläutert, eine wesentliche Grundlage für das Verständnis regressiver und progressiver Prozesse im Autogenen Training dar. Die Entstehung des Körper-Ichs vollzieht sich bereits vor der symbiotischen Loslösung; das anfänglich vorherrschende körperliche Selbsterleben verdeutlicht die Bedeutung des Modells für die psychodynamische Prozessbeschreibung im Autogenen Training.

Ein weiteres wichtiges entwicklungspsychologisches Konzept für die ATP ist das **Gedächtnis des Organischen** (Sedlak, 2004). Mit diesem Begriff wird beschrieben, wie frühe, präverbale Erfahrungen körperlich gespeichert und durch die körperbezogenen Übungen der Grundstufe zugänglich gemacht werden können (s. Kapitel 2.3.3).

Die ATP berücksichtigt auch besonders das Bartl'sche **Modell „Wärme, Rhythmus und Konstanz"**, welches wesentlich für die Entwicklung des Urvertrauens und korrigierender Neuerfahrungen ist (s. Kapitel 2.3.3).

2.3.1 Entwicklungspsychologie

„Es ist Unsinn, sagt die Vernunft. Es ist, was es ist, sagt die Liebe.
Es ist unmöglich, sagt die Erfahrung. Es ist, was es ist, sagt die Liebe."
(Fried, 1990, S. 115)

Frühkindliche Entwicklung und Bindung

Die **Beziehung** zwischen Mutter und Baby bildet das erste **„Liebespaar"**, in dem beide Resonanzräume für körperliche und seelische Bedürfnisse erleben (Diem-Wille & Schwetz, 2018). Bereits intrauterin zeigt das Kind Aktivität, aber immer in Beziehung zu einer verstehenden Bezugsperson (Gaddini et al., 2001). Im geschützten Raum des Mutterleibs beginnt das Kind mit der Differenzierung seines Selbst durch Grenzerfahrungen, aktive Erkundung und Kommunikation (Plazentabildung, Nabelschnur, Hüther & Krens, 2008; Schacht & Hutter, 2019).

Bindung entwickelt sich über Interaktionen: zunächst in der Dyade Mutter – Kind, später durch geteilte Aufmerksamkeit (sekundäre Intersubjektivität, Ermann, 2017a). Positive Beziehungserfahrungen führen zum Aufbau eines „sicheren Innen" und stützen die Selbstwahrnehmung sowie die Affektregulation.

Bereits an dieser Stelle sei vorweggenommen, dass die therapeutische Haltung im Therapieprozess durch tiefes Vertrauen in die Entwicklungsmöglichkeiten der Patient:in durch gewährende Präsenz geprägt ist. Analog zur „good enough mother“ im Sinne eines „taking care“ und einer „holding function“ sorgt eine solche Therapeut:in für Sicherheit, steht für Rückversicherungen („Wiederannäherungsphase“) zur Verfügung und ermöglicht es der Patient:in, den individuellen Weg zu finden – einschließlich möglicher Umwege (Bischof, 2004).

Entwicklungsphasen

In der **intentionalen Phase** nimmt der Säugling seine Umwelt vor allem über die Tiefensensibilität des autonomen Nervensystems wahr (coenästhetischer Zustand). Dazu gehören Reize des Gleichgewichts und Rhythmus ebenso wie Haut- und Körperkontakt sowie die Wahrnehmung von Klangfarbe und Tonskala beim Sprechen. Für seine Entwicklung benötigt das Kind kontinuierliche Ruhe, intensiven Hautkontakt und die Möglichkeit, sich in einem sicheren Rahmen sorglos gehen zu lassen. Diese frühen Erfahrungen bilden die Grundlage für die Entstehung von „Urvertrauen, Vertrautheit mit der Welt, seelischer Wärme und Nähe sowie der Fähigkeit zu lieben“ (Klußmann, 1992, S. 15).

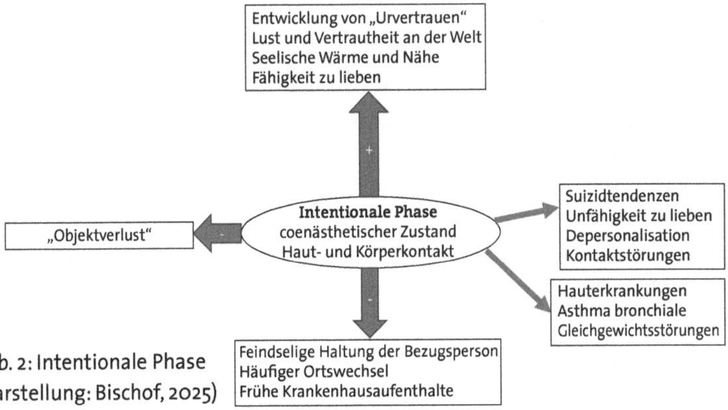

Abb. 2: Intentionale Phase (Darstellung: Bischof, 2025)

Ein ebenso bezeichnendes wie berührendes Lied des US-amerikanischen Sängers und Songwriters Bill Withers aus dem Jahr 1971 thematisiert eindrucksvoll, was geschieht, wenn ein Säugling nicht die Ausgangssituation einer „good enough mother“ erlebt. Bill Withers präsentierte diesen Song erstmals zwei Jahre, nachdem Bowlby seine Bindungstheorie (1969) etabliert hatte. Der Liedtext greift zentrale Themen von Bindung und Verlust auf und spiegelt damit die existenziellen Folgen einer nicht ausreichend entwickelten frühen Bindung wider.

Song „Ain't No Sunshine“ (Bill Withers, 1971):

„Ain't no sunshine when she's gone
It's not warm when she's away
Ain't no sunshine when she's gone
And she's always gone too long anytime she goes away

Wonder this time where she's gone
Wonder if she's gone to stay
Ain't no sunshine when she's gone
And this house just ain't no home anytime she goes away“

Der Song illustriert eindrücklich das Erleben von Verlassenheit und Unsicherheit, wie sie auch **unsicher gebundene** Kinder empfinden (Buchheim & Bertram, 2010). Fehlt die „good enough mother“, werden frühe Strategien zur Aufrechterhaltung von Nähe und Sicherheit entwickelt. Bleibt die Bindung unsicher („Wonder this time where she's gone“), entsteht das Gefühl von innerer Unsicherheit und Leere.

Sicher gebundene Kinder erwarten aufgrund ihrer Beziehungserfahrungen eine Mutter, die sich zwar manchmal entfernt (das kann „sauer“ machen), aber mit Sicherheit wiederkommt. Aufgrund dieser positiven Erfahrungen kann sich das Kind wieder seiner Umwelt, dem Außen, zuwenden – es konnte bereits ein „sicheres Innen“ aufbauen.

Unsicher gebundene Kinder haben diese Zuverlässigkeit nicht erfahren („Wonder if she's gone to stay“) und müssen sehr früh Strategien zur

(Aufrecht-)Erhaltung der Nähe zur Mutter entwickeln; der gewohnte Ort ist kein sicherer, das innere Heim (das Innen) ist unsicher („Ain't no sunshine when she's gone/And this house just ain't no home anytime she goes away"). „Diesen Kindern fehlt der lebensnotwendige sichere Hafen, den Bowlby einst ‚secure Base' nannte." (Buchheim & Bertram, 2010, S. 28)

Menschen mit **schweren strukturellen Störungen** (Entwicklungspathologien, s. Kapitel 2.3.2) weisen häufig eine **desorganisierte Bindungsform** auf. Borderline-Patient:innen (Störung der Affektregulation) mit zu 90 % belegtem sexuellem Missbrauch oder frühkindlicher (emotionaler) Vernachlässigung zeigen in der Exploration eine typische angstvolle Unfähigkeit, allein zu sein. Dieses Bindungsmuster wird in aktuellen Beziehungen unbewusst reaktiviert. Selbst bei erfolgreich abgeschlossener Psychotherapie berichten diese Patient:innen vom Aufrechtbleiben der tiefen Angstbereitschaft vor dem Verlassenwerden.

Entwicklungsstörungen und Folgen

Störungen der Bindung (z.B. durch Krankheit, Tod, häufige Trennungen) können gravierende Folgen haben: Verlust des Urvertrauens, Objektverlust, später Depressionen, Angst, Störungen der Körperwahrnehmung und der Sinnesorgane (Klußmann, 1992).

Psychosexuelle Entwicklungsphasen und ihre Bedeutung für die therapeutische Beziehungsgestaltung (nach Freud)

Die zuvor skizzierte **Beziehungsdynamik** spiegelt die von Freud beschriebenen fünf psychosexuellen Entwicklungsphasen wider: orale, anale, phallische, Latenz- und genitale Phase (Freud, 1905). In jeder prägenitalen Phase stehen bestimmte erogene Zonen und Beziehungsmuster im Vordergrund; die triebhaften Impulse richten sich zunächst auf Teilobjekte, bevor sie im Zuge der genitalen Organisation zu ganzheitlichen Objektbeziehungen integriert werden (Freud, 1905; Boll-Klatt & Kohrs, 2018).

Auch die **narzisstische Entwicklung** beeinflusst die spätere Ausbildung von Selbst- und Objektbeziehungen maßgeblich (Freud, 1914a). Die weiterführende Ausarbeitung der prägenitalen Phasen und ihrer intrapsychischen sowie interpersonalen Aspekte erfolgte durch Abraham (1924), Erikson (1956) und Spitz (1954).

Für die gegenwärtige **therapeutische Beziehungsgestaltung** sind insbesondere jene Phasen von Bedeutung, die in der frühkindlichen Beziehung – sowohl rekonstruiert als auch im aktuellen Verhalten beobachtet (z. B. durch „Baby Watching") – wirksam werden.

Die **orale Phase** (bis etwa zum 18. Lebensmonat) ist geprägt von einer überwiegend symbiotischen Bindung zwischen Kind und primärer Bezugsperson. In dieser Zeit entwickelt sich das sogenannte Urvertrauen, das maßgeblich durch die Feinabstimmung und die Sensibilität des mütterlichen bzw. elterlichen Verhaltens beeinflusst wird (Erikson, 1956; Balint, 2012; Spitz, 1954). Werden in dieser Phase grundlegende Bedürfnisse nicht ausreichend befriedigt, kann sich eine depressive Struktur mit Ängsten vor Liebesverlust herausbilden.

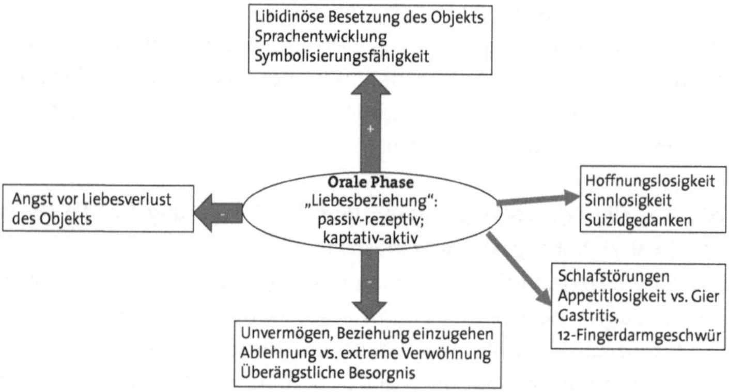

Abb. 3: Orale Phase (Darstellung: Bischof, 2025)

In der **analen Phase** (ca. 1,5 bis 3 Jahre) steht die Ambivalenz zwischen Kontrolle und Loslassen im Vordergrund. Das Kind beginnt, Autonomie zu entwickeln, und erprobt die eigenen Grenzen, was sich beispielsweise auch in der Sphinkterkontrolle äußert. Die Qualität der Beziehungserfahrungen in dieser Phase beeinflusst die Ausbildung von Kontrollmechanismen. Kommt es hier zu Störungen, zeigen sich häufig zwanghafte Strukturen oder Ängste vor Kontroll- und Liebesverlust.

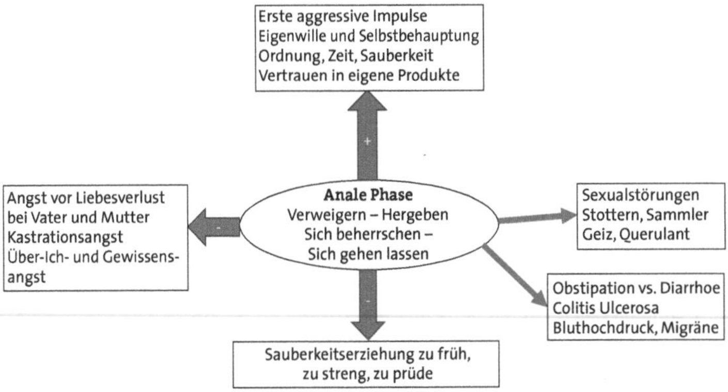

Abb. 4: Anale Phase (Darstellung: Bischof, 2025)

Die **phallisch-ödipale Phase** (ca. 3 bis 6 Jahre) ist gekennzeichnet durch die Auseinandersetzung mit Geschlechterdifferenz und ödipalen Konflikten. In diesem Entwicklungsstadium erfolgt die grundsätzliche Identifizierung mit dem Vater bzw. mit der Mutter, wodurch individuelle Identität und Geschlechterzugehörigkeit gestärkt oder auch – bei Störungen – verunsichert werden (Boll-Klatt & Kohrs, 2018). Hier können hysterische Strukturen entstehen, die mit Schwierigkeiten im Bereich der Geschlechteridentifizierung verknüpft sind.

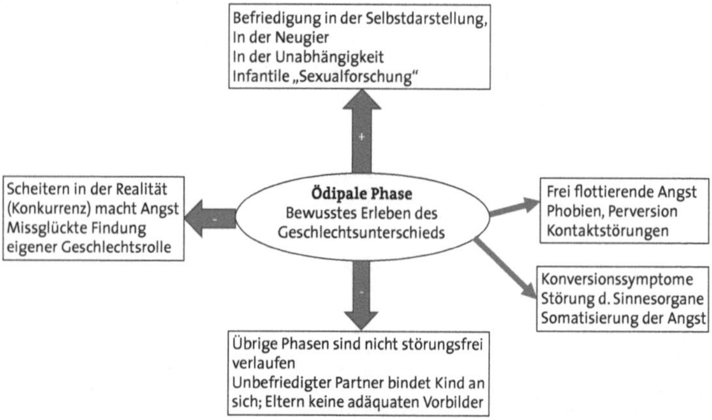

Abb. 5: Ödipale Phase (Darstellung: Bischof, 2025)

Störungen innerhalb dieser bedeutenden Entwicklungsphasen äußern sich sowohl auf psychischer Ebene – etwa durch Hoffnungslosigkeit, Zwanghaftigkeit oder Probleme in der sozialen Distanzregulation – als auch körperlich, beispielsweise in Form von Essstörungen oder chronischen Beschwerden. Diese frühkindlichen Beziehungserfahrungen beeinflussen somit wesentlich die aktuelle therapeutische Beziehungsgestaltung und sind beim Verstehen der individuellen Symptomatik und Struktur der Patient:innen von großer Bedeutung.

Narzisstische Entwicklung

„Ein Mensch missachtet die Befehle
Des bessern Ich, der zarten Seele –
*Bis die beschließt, **gekränkt** zu schwer:*
*Mit **dem** verkehre ich nicht mehr.*
Sie lebt seitdem, verbockt und stumm
Ganz teilnahmslos in ihm herum."
(Eugen Roth)

Die narzisstische Entwicklung gliedert sich in mehrere Phasen, die eng mit dem psychischen Wachstum eines Menschen verknüpft sind. Zu Beginn steht der harmonische Primärzustand, in dem das Kind eine Einheit mit der Mutter erlebt und keinerlei Trennung zwischen dem eigenen Selbst und dem Objekt wahrnimmt. Es folgt die Phase der Trennung, in der erstmals eine Unterscheidung zwischen dem eigenen Ich und der Außenwelt erfolgt – dies geht mit einer grundlegenden Verunsicherung einher (Urverunsicherung).

Kommt es in dieser Entwicklung zu Störungen, erfolgt häufig eine pathologische Kompensation: Das Individuum schwankt dann zwischen einem übertrieben grandiosen Selbstbild und einer abgewerteten Selbstwahrnehmung. Typische Merkmale sind eine fragile Selbstachtung, ein ausgeprägter Perfektionismus, die starke Abwehr von eigenen Aggressionen, hohe Anpassungsbereitschaft sowie Neid und Scham.

Diagnostisch können solche Entwicklungspathologien als schwere Persönlichkeitsstörungen auftreten, insbesondere im Rahmen schizoider, narzisstischer und Borderline-Störungen.

Bei Entwicklungsstörungen verweisen die psychoanalytischen Konzepte der **Triangulierung** besonders auf die erste Form der Symbolbildung. Die sogenannte **Basisstörung** psychosomatischer Erkrankungen manifestiert sich im Beziehungstrias zwischen Selbst-, Objekt- und Körperrepräsentanz (psychosomatische Triangulierung), wobei der „kranke" Körper als distanziertes, hinzugekommenes Drittes im Erleben erscheint. Diese Konstellation legt nahe, dass bereits in der frühkindlichen Dyade defizitäre Objektbeziehungen angelegt sind (s. Kapitel 2.4.1).

Vaterrolle und Triangulierung

Die Rolle des Vaters ist in der psychosexuellen und psychosozialen Entwicklung essenziell (Triade). Seine Präsenz und das Zusammenspiel der Eltern prägen die individuelle Differenzierung und die Fähigkeit zur Symbolbildung (J. Dieter, 2004; Green, 1993). Für Metzger (2018) ist der Vater in der kindlichen Entwicklung ebenso bedeutsam wie die Mutter. Nach Jadranka Dieter ist die väterliche Repräsentanz prinzipiell mehr oder weniger immer präsent, sei es im Inneren der Mutter bzw. des Vaters oder bei den ersten bewussten Überlegungen der Eltern zu einer Schwangerschaft. Sie prägt die weitere Entwicklung und den Lebensweg des Kindes grundlegend. Väter übernehmen dabei eine transgenerationale Rolle, die weit über persönliche Erfahrungen hinausgeht und tief im kulturellen und sozialen Kontext verwurzelt ist („Vaterland", „Vater Staat", aber „Mutter Kirche"). Vaterschaft bewegt sich im Spannungsfeld zwischen Bindung, Verantwortlichkeit und Selbstbezogenheit (Metzger, 2018).

Bezug zur Autogenen Psychotherapie

Die entwicklungspsychologischen Erkenntnisse bilden eine zentrale Grundlage für die Autogene Psychotherapie und finden insbesondere in der therapeutischen Anwendung wesentliche Beachtung. Im Fokus steht die Wechselwirkung zwischen Basalerfahrungen des Körpers und der Selbstwahrnehmung einerseits und ihrer Verarbeitung sowie Symbolisierung andererseits. Diese Dynamik spiegelt sich in der stufenweisen Struktur der ATP wider: Während in der Grundstufe primär frühe Körper-Beziehungserfahrungen bearbeitet werden, rücken in Mittel- und Oberstufe zunehmend kognitive und symbolische Verarbeitungsvorgänge in den Vordergrund.

Die therapeutische Beziehung in der ATP wird als sicherer Raum gestaltet, in dem die Patient:in die Möglichkeit erhält, korrigierende emotionale Erfahrungen zu machen. Hierdurch können Störungen der Selbstregulation gezielt fokussiert und verändert werden. Die ATP nutzt dabei entwicklungspsychologische Prinzipien und Bindungstheorien, um vorsprachliche ebenso wie symbolische und intersubjektive Prozesse innerhalb der Therapie zugänglich zu machen und die Entwicklung der Selbstregulation zu unterstützen.

2.3.2 Psychoanalytische Objektbeziehungstheorien

Bei erwachsenen Patient:innen tritt häufig eine unbewusste Spaltung zwischen körperlichem und seelischem Erleben auf; der Körper bleibt zunächst „stiller Begleiter“ und wird erst im Krankheitsfall als fremdes Objekt erlebt (Bischof, 2006; Hirsch, 1989; Thomas Mann, „Der Zauberberg“, 1991: „Wer krank ist, ist nichts als Körper“). Diese Spaltungsphänomene zwischen Körper-Selbst und übrigem Selbst verweisen auf defizitäre Objektbeziehungen und frühe Entwicklungsstörungen.

Das Beziehungsdreieck **Mutter – Vater – Kind** gilt als Ursprung von Symbolbildungen und Repräsentanzen (Green, 1993; J. Dieter, 2004). Störungen in diesem Triangulierungsprozess begünstigen psychosomatische Basisstörungen, bei denen der kranke Körper als distanziertes „drittes Objekt“ wahrgenommen wird (Bischof, 2006).

Frühe Bindungs- und Körpererfahrungen prägen die Ausbildung stabiler Selbst- und Objektrepräsentanzen, während unzureichendes Containment (Aufnahme sowie Verarbeitung der Projektionen des Säuglings) pathologische Spaltungen und Fragmentierungen fördert (Diem-Wille, 2003; Bion, 1962; J. Dieter, 2000).

Die Entwicklung des Körper-Selbst als Teil der Selbstrepräsentanz bildet die Grundlage späterer Integrationsfähigkeit. Störungen gehen mit Symptomen wie Essstörungen oder Adoleszenzkrisen einher (Reichmann, 2002). Schmerz und Körpersymptome tragen zur Abgrenzung von Ich und Körper bei – „man hat den Körper, wie man Körper ist“ (Schilder, 1935, S. 144).

Die psychoanalytische Theorie betont die Desomatisierung der Affekte zugunsten symbolischer Verarbeitung (Schur, 1955). Psychosomatische Erkrankungen können zu einer Regression („Resomatisierung“) und Wiederaktivierung früher Körper-Seele-Bezüge führen, wie etwa im Konzept der Alexithymie (Wilke, 2010). Verschiedene Theorieschulen unterstreichen dabei die Bedeutung von Struktur- und Funktionsniveau für Diagnostik und Behandlung (W. Dieter, 2003).

Für die diagnostische und therapeutische Arbeit ist eine differenzierte Betrachtung von Entwicklungs-, Konflikt- und Traumapathologien bedeutsam:

Entwicklungspathologie umfasst vor allem frühe Bindungsstörungen und strukturelle Defizite, wie sie etwa bei Borderline-Strukturen auftreten können, sowie Defizite basaler Ich-Funktionen.

Konfliktpathologie bezieht sich auf später entstandene, unverarbeitete innere Konflikte, beispielsweise im Bereich von Abhängigkeit und Autonomie, Schuld- oder Identitätsproblematiken (Ermann et al., 2014). Die Strukturdiagnostik reicht dabei von niedrigem Strukturniveau mit unreifer Abwehr (z.B. Spaltung) bis hin zum psychotischen Niveau, das durch ein desintegriertes Ich und primitive Abwehrmechanismen gekennzeichnet ist.

Die **Psychotraumapathologie** wird im Rahmen der ATP ebenfalls präzise differenziert. Unter Trauma wird „ein Diskrepanzerlebnis zwischen bedrohlichen Situationsfaktoren und individuellen Bewältigungsmöglichkeiten definiert, das mit dem Gefühl extremer Angst, Hilflosigkeit und Ohnmacht einhergeht und eine dauerhafte Erschütterung von Selbst- und Weltverständnis bewirkt" (Burian-Langegger, 2002, S. 6). Erst die Erfahrung existenzieller Lebensgefahr mit völliger Hilflosigkeit kennzeichnet ein Trauma im engeren Sinne (Boll-Klatt & Kohrs, 2018).

Differenziert werden dabei Typ-I- und Typ-II-Traumata. **Typ-I-Traumata** sind meist einmalige, plötzlich auftretende Ereignisse, wie Naturkatastrophen, Verkehrsunfälle oder plötzliche Verluste, und können sowohl apersonaler als auch personaler Natur sein (z.B. Überfälle, Vergewaltigungen).

Fallbeispiel: Typ-I-Trauma (plötzliches, einmaliges Ereignis)
Herr K, 28 Jahre, erleidet auf dem Heimweg einen schweren Verkehrsunfall. Ein anderer Fahrer übersieht ihn an einer Kreuzung, sein Auto wird seitlich gerammt. Während der Sekunden des Aufpralls verspürt Herr K absolute Hilflosigkeit und Todesangst. Er wird verletzt, kann aber noch selbst den Notruf wählen. Wochen nach dem Unfall treten bei Herrn K immer wieder Albträume auf, in denen sich das Ereignis wiederholt. Tagsüber überfluten ihn plötzlich Erinnerungsbilder oder Herzrasen, sobald er in ein Auto steigt. Er meidet zunehmend Situationen, die ihn an das Erlebte erinnern könnten, und fühlt sich schnell

gereizt oder innerlich angespannt. Das Geschehen scheint sich seinem bewussten Einfluss zu entziehen.
Im therapeutischen Rahmen erhält Herr K zunächst Unterstützung, um Sicherheit und Kontrolle über seine Gefühle zurückzugewinnen. In der Gegenübertragung erlebt sich die Therapeutin plötzlich zunehmend körperlich angespannt, psychisch abgelenkt, unsicher und ängstlich. Nach anfänglicher Annahme einer projektiven Identifizierung wird ihr der Zusammenhang zu einem Jahrzehnte zurückliegenden selbst erlebten Autounfall mit Verletzung einer mitfahrenden Person bewusst. Damit konnte wieder eine klare Trennung zwischen Subjekt und Objekt erfolgen und die Aufmerksamkeit dem Patienten gewidmet werden.
Psychoedukation hilft Herrn K, die typische Symptomatik nach traumatischen Erlebnissen zu verstehen. In Absprache mit der Therapeutin arbeitet er behutsam an der Verarbeitung der Erinnerungen, etwa mithilfe von Imagination und Ressourcenarbeit. Schritt für Schritt gelingt es Herrn K, das Erlebnis zu integrieren, Trigger zu erkennen und die Angst vor Kontrollverlust zu reduzieren.

Chronische oder kumulative Typ-II-Traumata hingegen umfassen komplexe Traumafolgestörungen, die durch wiederholte oder langanhaltende extreme Belastungen entstehen. Diese können apersonal sein (z. B. schwere technische Katastrophen) oder personaler Natur, etwa durch politische Gewalt, Krieg, Folter oder Geiselnahme sowie durch Kindesmisshandlung, Vernachlässigung oder sexuelle Gewalt im Nahbereich.

Fallbeispiel: Typ-II-Trauma (komplexe Traumafolgestörung)
Frau M, 35 Jahre alt, sucht nach langem Zögern psychotherapeutische Hilfe auf. Sie berichtet, seit ihrer Kindheit immer wieder von ihrem Vater emotional gedemütigt, körperlich bestraft und in schwierigen Situationen alleingelassen worden zu sein. Auch die Mutter war emotional kaum erreichbar. In ihrem Alltag fühlt sich Frau M häufig überfordert und hilflos, hat Schwierigkeiten, sich abzugrenzen, und erlebt oft unerklärliche Angst- und Spannungszustände. Immer wieder pla-

gen sie Erinnerungsfetzen und intensive Schuldgefühle, ohne dass sie sagen kann, warum. In Beziehungen empfindet sie große Unsicherheit, Schwankungen zwischen Rückzug und verzweifelter Suche nach Nähe prägen ihr Erleben.
Im therapeutischen Prozess zeigt sich, dass Frau M vor allem in belastenden Situationen rasch die Kontrolle über Gefühle und Impulse verliert. Die Therapeutin arbeitet deshalb zunächst sehr darauf hin, dass Frau M ihre gegenwärtigen Empfindungen wahrnehmen, benennen und aushalten lernt. Im geschützten therapeutischen Raum werden schwierige Erfahrungen behutsam aus der Distanz betrachtet, nie retraumatisiert. Durch die Förderung von Mentalisierung und Selbstkontrolle gelingt es Frau M allmählich, ihre belastenden Erinnerungen einzuordnen, Abstand zu gewinnen und ihre Gegenwart von der Vergangenheit zu differenzieren.
Durch die Berücksichtigung dieser entwicklungspsychologischen und traumabezogenen Differenzierungen wird in der ATP eine präzise und individuell zugeschnittene Therapie ermöglicht, die den jeweiligen Hintergrund und die daraus resultierenden Herausforderungen der Patientin gezielt ansprechen.

Cave: Bei traumatisierten Patient:innen ist die Selbstkontrolle häufig reduziert, weshalb ausschließlich stabilisierende und realitätssichernde Interventionen sowie eine klare, „erwachsenenbezogene" therapeutische Haltung im geschützten intersubjektiven Raum angezeigt sind. Die Bearbeitung traumabezogener Symptomatik erfolgt, wie Reddemann (2012) betont, auf einer Metaebene bzw. „inneren Bühne", um die Mentalisierungsfähigkeit zu fördern und eine reflektierende Distanzierung zu ermöglichen (Sack et al., 2013; Boll-Klatt & Kohrs, 2018). Dem expliziten und impliziten Gedächtnis sowie neurobiologischen Erkenntnissen zum Therapieprozess kommt dabei besondere Bedeutung zu. Regressionen in frühere schädigende Beziehungserfahrungen sind konsequent zu vermeiden.

Psychoanalytische Objektbeziehung und ATP

In der Autogenen Psychotherapie werden auf der Grundlage der Objektbeziehungstheorien das Verständnis und die Bearbeitung früher Beziehungserfahrungen ermöglicht (Klein, 1946; Mahler et al., 1975). Diagnostik und Therapie zielen auf bewusste Auseinandersetzung mit internalisierten Objekt- und Selbstrepräsentanzen. Besonders betont wird die Entwicklung psychischer Strukturen und deren Einfluss auf gegenwärtige Beziehungserfahrungen (Klein, 1962; Fairbairn, 1954; Winnicott, 1954; Bion, 1965; Kernberg, 1975; Kohut, 1981).

Das **Konzept des Übergangsobjekts** nach Winnicott (1969) findet Entsprechung in Leitbildern der ATP und ermöglicht im kreativen „potenziellen Raum" (autogene Regression) die Integration neuer Erfahrungen. Die therapeutische Beziehung bekommt durch Übertragungsdynamik, „holding function" und re-inszenierte frühe Beziehungsmuster besondere Bedeutung. Die Therapeut:in schafft einen sicheren Rahmen, in dem Regression und emotionale Neuverarbeitung möglich werden.

Die Weiterentwicklung des Verfahrens integriert intersubjektive Perspektiven (Bischof & Dieter, 2022) und rückt die dialogische, gemeinsame Entwicklung von Patient:in und Therapeut:in in den Fokus.

2.3.3 Psychotherapeutische psychodynamische Diagnostik

Die diagnostische Praxis in der Autogenen Psychotherapie basiert auf einem ganzheitlichen psychodynamischen Ansatz. Sie umfasst Symptom-, Konflikt-, Struktur-, Beziehungs- und Ressourcendiagnostik. Neben aktuellen Beschwerden werden biografische Hintergründe, Beziehungsmuster und strukturelle Merkmale berücksichtigt. Die Fähigkeit zur Symbolisierung und Mentalisierung sowie körperliche Hinweise während der autogenen Regression erhalten besonderes Augenmerk. Diagnostische Orientierung geben diagnostische Leitlinien (z.B. Dimensionen von Symptomatik, Beziehungs- und Integrationsfähigkeit; Diagnostische Leitlinien, 2004, S. 12ff.).

2.3.3.1 Diagnostische Leitlinien

Zur Diagnostik der Autogenen Psychotherapie werden die Leitlinien des Bundesministeriums für Arbeit, Soziales, Gesundheit, Pflege und Konsumentenschutz (2004) herangezogen. Zentral sind dabei:

- **Leitlinie 1:** „Dimension der Symptomatik in Relation zur Persönlichkeit“
- **Leitlinie 2:** „Dimension der Beziehungsfähigkeit und Integrationsfähigkeit“ (Bischof, 2005; Bischof & Dieter, 2022)

Die diagnostische Leitlinie fordert die Berücksichtigung der Persönlichkeitsstruktur in der Behandlung, auch bei monosymptomatisch diagnostizierten Störungsbildern. Die Identifizierung von diagnostischen Imbalances leitet die therapeutische Zielsetzung ab, z. B. die Entwicklung und Stärkung von Ich-Funktionen.

Tab. 1: Kernpunkte der Diagnostik-Leitlinie in Verschränkung mit den Stufen und Zielen der ATP (Darstellung: Bischof, 2025)

Stufe	Ziel/Fokus	Bezug Leitlinien
Grundstufe	Auffinden der „bionomen Mitte“, Wärme & Selbstbeziehung	Leitlinie 1 Symptomatik/ Persönlichkeit
Mittelstufe	Stärkung der Eigenkompetenz, flexible Anpassung, Objektbeziehung	Leitlinie 1 & 2 s. o.; Beziehungs-/ Integrationsfähigkeit
Oberstufe	Analytische Selbsterfahrung, meditative Selbstentfaltung	s. o., Menschenbild, Weltanschauung

Die Gestaltung des Settings wird individuell angepasst (Einzel-, Gruppen-, Paar-, Familiensitzung), orientiert an Ressourcen und Defiziten (Diagnostische Leitlinien, 2004, S. 21).

Der **Erstkontakt** fokussiert sowohl die Selbsteinschätzung als auch die Beziehungsfähigkeit der Patient:in. Differentialdiagnostisch ergeben sich erste Eindrücke über mögliche defizitäre Entwicklungsphasen: Bei defizitärer Ich-Stufe erfordert das therapeutische Prozedere zunächst Regression im Dienste des Ich, narzisstisches Auftanken und Entwicklung der Abgrenzungsfähigkeit. Anders gestaltet sich das Vorgehen bei infantiler Selbstüberschätzung und misstrauisch-distanziertem Beziehungsangebot (Bischof, 2005).

Im Folgenden sollen Modell-Ansätze genannt und je nach Differenzialdiagnostik (Entwicklungs- oder Konfliktpathologie) soll ihre Anwendung in den Fallvignetten skizziert werden, um die Wichtigkeit von Zielorientierung und Prozessdiagnostik zu verdeutlichen.

Modellvorstellungen zur Planung und Durchführung diagnostisch-therapeutischer Schritte

a) **Psychogenetischer Ansatz „Spüren – Fühlen – Denken“** (Reinelt & Gerber, 1990)

Hier liegt der Fokus auf der Förderung sinnlicher und differenzierter Körperwahrnehmung, vor allem bei strukturellen Störungen. Ziel ist es, durch das bewusste Spüren und Erleben des eigenen Körpers eine sensibilisierte und differenzierte Wahrnehmung zu erreichen, die im Sinne einer primärnarzisstischen Erfahrung des Leiblichseins steht.

> **Fallvignette a:** Herr R, ein asthenischer Mann mit chronischer Verdauungsstörung („ständiger Druck im Bauch“), kam nach einem Rezidiv in die Psychotherapie. Der Rückfall wurde durch massive Entwertungen seitens eines Vorgesetzten ausgelöst und führte zu einer schweren narzisstischen Krise (Diagnostische Leitlinie 2). Bereits beim Erstkontakt wirkte er auf sich selbst bezogen, zeigte infantile Selbstüberschätzung (Diagnostische Leitlinie 1) und verhielt sich distanziert, misstrauisch und entwertend. Ressourcen zur Kontaktaufnahme nutzte er kaum. „Ich habe alles unter Kontrolle“, meinte er, wirkte dabei aber tief verunsichert und zog sich emotional zurück. Weiters betonte er, „eigentlich niemandem zu vertrauen“, und stellte hohe Ansprüche sowohl an sich

selbst als auch an andere. Sein Grundgefühl war: „Niemand sieht wirklich, wie schwer das für mich ist" (narzisstische Bedürftigkeit).

Die intersubjektive Beziehung gestaltete sich distanziert, Herr R wehrte jeden Versuch einer Annäherung ab („Angst vor Nähe vs. Distanz"), die Therapiestunden waren von Skepsis bestimmt. Seine Entwertungen („Das kennen Sie sicher nicht, dazu müssten Sie schon einmal so tief gefallen sein wie ich") erzeugten bei der Therapeutin Irritation, den Impuls, ihn „überzeugen" zu wollen, sich zurückzuziehen, und Zorn. Diese Gegenübertragungsphänomene wurden von ihr bewusst wahrgenommen und im Supervisionsprozess reflektiert, was den impliziten Transformationsprozess entscheidend in Gang setzte.

Seine Biografie war geprägt von frühkindlichen Trennungserfahrungen, familiären Belastungen und misstrauischer Grundhaltung. Typisch war sein Bedürfnis nach Kontrolle, wobei sich Abwehrmechanismen wie Entwertung und Allmachtsfantasien zeigten. Diagnostisch ergab sich das Bild einer narzisstischen Persönlichkeit mit schizoider Struktur und analer Abwehr (Leitlinien 1 und 2). Mithilfe der Grundstufe der ATP vor dem Hintergrund der intersubjektiven Begegnung im Hier und Jetzt konnten präverbale implizite Erfahrungsbereiche und basale Ich-Funktionen therapeutisch zugänglich gemacht werden – primär sinnliche Erfahrungen. Anfangs betonte Herr R nach einer körperzentrierten Übung wie dem bewussten Spüren der Bauchdecke: „Eigentlich spüre ich nichts, ist das ein Problem?" Mit der Zeit gelang es ihm, kleine Unterschiede wahrzunehmen. Ein Schlüsselmoment im Therapieverlauf war seine Feststellung: „Es ist, als ob ich das erste Mal seit Jahren wirklich merke, wie mein Bauch sich anspannt, wenn ich Angst habe."
Im therapeutischen Dialog entsteht langsam mehr Vertrauen: „Ich glaube, Sie verstehen doch ein bisschen, was los ist." Die Therapie ermöglicht ihm schrittweise, sich selbst liebevoller und weniger abwertend zu begegnen. Sein Kontrollbedürfnis lässt nach und er beginnt,

sich in Krisen nicht mehr vollständig zurückzuziehen. Die narzisstischen Konflikte zeigen sich weniger in Entwertung, sondern werden zunehmend als Ausdruck von Verletzlichkeit erkannt.
Im weiteren Verlauf, besonders in der analytischen Oberstufe, gelang es Herrn R, seine Selbstwahrnehmung zu verbessern und eine stabilere Selbstregulation zu entwickeln. Auch eine tiefgreifende emotionale Anreicherung wurde möglich, wie es der psychogenetische Ansatz „Spüren – Fühlen – Denken“ nahelegt.

b) **„Wärme – Rhythmus – Konstanz“** (Bartl, 1989)
Das Konzept „Wärme – Rhythmus – Konstanz“ nimmt Bezug auf frühe narzisstische Körpererlebensqualitäten, wie Schwere und Wärme. Gerade bei schweren Persönlichkeitsstörungen können narzisstische Defizite durch korrigierende Erfahrungen, zum Beispiel „narzisstisches Auftanken“ und das Einüben von „Urvertrauen“, ausgeglichen werden. Dabei steht die Entwicklung grundlegender Beziehungsfähigkeiten im Mittelpunkt.

Fallvignette b: Frau S, 38-jährig, leidet seit Langem unter Angstzuständen, besonders in neuen sozialen Situationen: „Ich habe immer Angst, wenn mich jemand anspricht, besonders bei Menschen, die ich nicht kenne. Dann krieg ich so eine innere Unruhe, Herzrasen und kann nachts kaum schlafen.“ Sie beschreibt eine Kindheit „ohne wirkliche Nähe“, geprägt von Zurückweisung: „Ich hab lange gedacht, mit mir stimmt einfach etwas nicht.“ Besonders bewegend war ihre Aussage: „Ich weiß oft nicht, wie es sich anfühlt, jemanden zu haben, der bleibt.“ Ihre aktuelle Lebenssituation ist durch chronische Schlaflosigkeit, frühkindliche Verlusterfahrungen und „kühle und wechselhafte“ Beziehungen gekennzeichnet.
Die Therapeutin wollte ihr zu Beginn „ganz viel Wärme“ geben, erlebte gleichzeitig Irritation, wenn Frau S spürbar ängstlich, zurückhaltend und skeptisch auf die Angebote der Therapeutin reagierte: „Haben Sie das wirklich für mich vorbereitet oder ist das Routine?“ Diese Ge-

genübertragung wurde genutzt, um der Patientin Verlässlichkeit und Transparenz zu vermitteln.
Im therapeutischen Prozess standen Wärme, Rhythmus und Konstanz im Vordergrund. Frau S konnte erstmals „Wärme statt Kälte" spüren. Die Therapie erfolgte in klaren Strukturen: Abwechslung von aktiven Übungen („Schwere-Wärme-Übungssätze"), individuellen Imaginationsphasen zu Hause (z.B. wählte Frau S die Vorstellung angenehmer Sonnenbäder [als Symbol für wärmende Geborgenheit]), bewussten Ruhezeiten und individueller Anpassung an Belastungssituationen und an ihren Tagesrhythmus. Die schrittweise Unterstützung von Entwicklungsprozessen half, eine Balance zwischen Sicherheit und persönlichem Wachstum zu etablieren.
Verlässliche Therapiezeiten und transparente Kommunikation ermöglichten es Frau S, erstmals Konstanz zu erfahren (Urlaube wurden früh angekündigt und bei Übertragungskonstellationen besprochen), was allmählich ihr Urvertrauen und ihre emotionale Stabilität stärkte. Dadurch konnte sie diese Erfahrungen zunehmend auf belastende Alltagssituationen übertragen und sich aktiver mit ihren Bedürfnissen und Beziehungsfragen auseinandersetzen: „Wenn ich mir das Sonnenbadbild aus der Stunde vorstelle, wärmt das wirklich mein Inneres. In stressigen Meetings stelle ich mir diese Wärme aus der Therapie vor, das hilft, nicht aus der Ruhe zu kommen."
Besonders bedeutsam war für sie die Gewissheit konstanter Termine: „Es tut gut, zu wissen, dass Sie nicht einfach weg sind. Das kenne ich gar nicht."
Mit wachsender emotionaler Beweglichkeit und Offenheit der Therapeutin gegenüber reflektiert sie häufiger ihre Gefühle und traut sich mehr Kontakt zu: „Heute fühle ich mehr Geborgenheit als Angst, und ich traue mich jetzt, auf andere zuzugehen."

Das Fallbeispiel zeigt, wie gezielte therapeutische Arbeit entlang der Grunddimensionen Wärme, Rhythmus und Konstanz insbesondere bei strukturell unsicheren Bindungen grundlegende Entwicklungsimpulse und nachhaltige Veränderungen im Erleben und Verhalten bewirken kann. Der körperzentrierte Ansatz unterstützt dabei die Integration von Selbstwahrnehmung und Beziehungsgestaltung und ermöglicht eine umfassende Persönlichkeitsentwicklung im Sinne diagnostischer Leitlinien.

c) **„Gedächtnis des Organischen“** (Sedlak, 2004)
Das Gedächtnis des Organischen konzentriert sich auf die Unterstützung emotionaler Autonomie und Differenzierung. Hier werden durch gezielte Förderung von Regulationsmechanismen neue Handlungsmuster erlernt, verinnerlicht und anschließend zunehmend differenziert und neu ausgerichtet, um die Selbstregulation und Eigenständigkeit zu stärken.

Fallvignette c: Ein junger Student wurde nach wiederholten Klinikaufenthalten mit Colon irritabile (Reizdarmsyndrom) und ausgeprägter Neigung zur Obstipation vorgestellt. Trotz zahlreicher Untersuchungen schilderte er anhaltende Beschwerden und hypochondrische Ängste, insbesondere nachts und beim Alleinsein: „Dann meldet sich mein Bauch extrem und ich glaube immer gleich, ich bin todkrank!“ Bei den ersten Therapiekontakten zeigte er sich trotzig-aggressiv und äußerst oppositionell („Aber eigentlich brauche ich gar keine Hilfe.“), offenbarte aber, dass er keine Symptome hatte, wenn er zu Hause bei seinen Eltern war (Diagnostische Leitlinien 1 und 2). Diagnostisch ergaben sich eine defizitäre Autonomieentwicklung vor dem Hintergrund symbiotischer Beziehungsmuster sowie eine Tendenz, Abhängigkeitsprobleme durch betont unabhängiges und rechthaberisches Auftreten zu maskieren. Auch im Gruppensetting verhielt er sich kontrollierend und oppositionell, was seine analen Charakterzüge unterstrich (Leitlinie 2), die Übungen absolvierte er äußerst zwänglich (Leitlinie 1). Die Therapeutin erlebte den Studenten häufig kontrollierend, fast prüfend: „Was ist eigentlich der Sinn dieser Übung?“ In der Gegenübertragung bemerkte sie eine leichte Gereiztheit und gleichzeitig ein Bedürfnis, seinem Widerstand nicht zu viel Bedeutung zu geben, sondern auf die darunterliegenden Ängste und Bedürfnisse zu achten. So meinte

er plötzlich nach einer schwierigen Gruppenkonstellation: „Vielleicht muss ich nicht immer so tun, als wäre mir alles egal, manchmal fühle ich doch was, außerdem konnte ich bei einem auftauchenden Angstgefühl kurz anders reagieren und mich schneller beruhigen."
Im weiteren Verlauf konnte die Teilnahme, vorerst an der ATP-Grundstufe (und an allen anderen Stufen), ihm schrittweise ermöglichen, seine Affekte bewusster wahrzunehmen und emotionale Autonomie zu entwickeln. Dieser Veränderungsprozess wurde von der intersubjektiven therapeutischen Haltung und von korrigierenden Gruppenerfahrungen entscheidend unterstützt, was zu einer schrittweisen Verinnerlichung neuer Regulationsstrategien (wie es die Leitlinien nahelegen) führte.

Zusammengefasst bieten die verschiedenen Modellvorstellungen praktische Ansätze für den therapeutischen Prozess, indem sie Körperwahrnehmung, emotionale Beziehungserfahrungen und die Entwicklung von Autonomie miteinander verbinden und so zur ganzheitlichen Behandlung beitragen.

Der Modellansatz der ATP verbindet Diagnostik mit der Förderung von Affektbewusstsein und emotionaler Autonomie. Über differenzierende, korrigierende Erfahrungen können neue Handlungsmuster verinnerlicht werden (Bischof, 2005). Das autogene Prinzip unterstützt dabei Trennungsprozesse auf psychosensorischer Ebene; Schwierigkeiten in der Grundstufe weisen oft auf entsprechende Problematiken hin. Die ATP bietet hierfür einen geschützten Rahmen.

2.3.3.2 Operationalisierte Psychodynamische Diagnostik (OPD)

Das OPD-Modell (Rudolf, 2013; Arbeitskreis für Operationale Psychodynamische Diagnostik) dient der strukturnahen Beschreibung psychischer Prozesse und Störungen. Es gibt vier Hauptdimensionen struktureller Integrationsgrade (gut integriert bis desintegriert) mit drei Zwischenstufen.

Im Kontext der ATP wird die „Diagnostik der Körperstruktur" fokussiert, die speziell für die Grundstufe relevant ist (s. Kapitel 2.3.1, 2.3.2, 2.3.3, 2.4.2, 2.4.3).

Diagnostik der Körperstruktur nach OPD
Die OPD3 (Achse IV: Struktur) betont die Rolle des „körperlichen Ich" mit intersubjektivem Bezug (Du Bois, 1990). Beziehungserfahrungen prägen das körperliche Selbstverständnis. Folgende vier Hauptdimensionen werden unterschieden (Küchenhoff & Agarwalla, 2012):

1. **Wahrnehmen und Erleben des eigenen Körpers** (Kognitive Reflexion und Selbstregulation)

> **Fallvignette:** *Strukturniveau: gut integriert, kognitive Reflexion des Körpers*
> Frau C, 39 Jahre alt, Lehrerin, spürt, wenn sich nach herausfordernden Unterrichtsstunden Unruhe oder Anspannung in ihrem Körper aufbaut. Statt die Signale zu ignorieren, reflektiert sie, was ihr helfen könnte: ein Glas Wasser trinken, bewusst tief atmen, kurze Bewegung im Lehrerzimmer. Sie nimmt ihr körperliches Befinden als wichtigen Indikator für ihre allgemeine Belastung wahr und reagiert gezielt darauf. Ihr Umgang mit körperlichen Signalen unterstützt so ihre psychische Selbstregulation und ihr Wohlbefinden.

2. **Wahrnehmen und Erleben von Bezugspersonen in ihrer Körperlichkeit** (Grenzdifferenzierung, Empathie)

> **Fallvignette:** *Strukturniveau: gering integriert, Differenzierung von Körper-Selbst und Objekt*
> Herr U, 37 Jahre alt, lebt allein und pflegt wenige enge Kontakte. Im Umgang mit seinem Bruder fühlt er sich oft emotional überflutet. Nach Familienbesuchen berichtet er, dass ihm „die Stimmungen der anderen besonders unter die Haut gehen". Es fällt ihm schwer,

nach Streitgesprächen zwischen den eigenen und den fremden Gefühlen zu unterscheiden. Deshalb zieht er sich lange zurück, um wieder zu sich zu kommen; die Abgrenzung gelingt ihm nur mit Mühe.

3. **Körperliche Kommunikation** (Nonverbale Interaktion und Sinneseindrücke)

Fallvignette: *Strukturniveau: mäßig integriert, Verstehen fremder Körpersignale*
Frau T, 32 Jahre alt, arbeitet im Kundenservice. Im direkten Kontakt merkt sie häufig nicht, wenn jemand gereizt oder verunsichert ist, obwohl sich das in der Körpersprache ausdrückt. Erst wenn ein Kollege sie darauf hinweist („Der Kunde wirkte aber ziemlich aufgebracht"), erkennt sie die Bedeutung der Körpersignale. Sie reflektiert im Nachhinein, dass sie bei nonverbaler Kommunikation unsicher ist und deswegen oft Rückfragen stellt. Dies führt öfter zu Missverständnissen in Teamgesprächen.

4. **Inanspruchnahme des Körpers zur psychischen Regulation** (Körperbezogene Selbstwertregulation)

Fallvignette: *Strukturniveau: desintegriert, Selbstwertregulation durch den Körper*
Herr H, 25 Jahre alt, findet in Phasen großer innerer Spannung kaum Zugang zu seinen Gefühlen. Um sich zu beruhigen, beginnt er, exzessiv Sport zu treiben, und hungert sich dabei bis zur Erschöpfung aus. Die Selbstwahrnehmung wird erst nach intensiver körperlicher Beanspruchung für kurze Zeit wieder möglich, diese hilft aber immer weniger. Die Nutzung des Körpers zur Regulation hat zunehmend zwanghaften und destruktiven Charakter angenommen.

Anhand dieser kurzen Fallvignetten wird deutlich illustriert, dass die Ausprägung auf der Strukturebene maßgeblich von biografischen Bindungs- und Beziehungserfahrungen sowie von individuellen Ressourcen abhängt (Arbeitskreis OPD, 2024). Die Strukturachse fokussiert die Ambiguität des Körpers als Subjekt und Objekt der Erfahrung.

Zusammenfassung und klinische Implikationen

Die differenzierte psychodynamische Diagnostik der Autogenen Psychotherapie erfasst sowohl symptomatische als auch strukturelle und beziehungsbezogene Faktoren. Sie ermöglicht eine gezielte und individuelle Therapieplanung, die Ressourcen und Entwicklungsdefizite berücksichtigt. Die Körperstrukturdiagnostik nach OPD erweitert das Verständnis für die komplexen Wechselwirkungen zwischen innerer emotionaler Erfahrung und körperlicher Ausdrucksfähigkeit. Im therapeutischen Alltag der Autogenen Psychotherapie unterstützen diese Modelle eine präzise und prozessorientierte Intervention.

2.3.4 Neurobiologische Grundlagen

„Ein Hirn geht auf die Reise
um sich zu verbinden.
Trifft auf eine kleine Meise,
schön, sich so zu finden.
Fragt sie, sind wir nun vernetzt?
Nein, ich bin bereits besetzt."
(Brigitte Bischof, 2025)

Entwicklung der Bindungsfähigkeit

Bereits vor der Geburt beginnen beim Menschen die Grundlagen für emotionale Bindungen, wie historische Untersuchungen an Waisenkindern eindrücklich belegen: Ohne liebevolle Zuwendung können Kinder schwere emotionale und körperliche Defizite entwickeln – eine sichere Bindung ist für gesunde Entwicklung essenziell.

Neurobiologisch wird Bindungsverhalten wesentlich durch die Ausschüttung von **Oxytocin** gesteuert, das eng mit prosozialen Verhaltensweisen verknüpft ist. Bereits kurz vor und nach der Geburt sorgt Oxytocin für den Aufbau von Nähe und Mutter-Kind-Bindung und beeinflusst das Gedächtnis für gemeinsame Erfahrungen. Das Hormon Dopamin, Bestandteil des körpereigenen Belohnungssystems, verstärkt die Motivation zu Bindung und Nähe. So wurde etwa im Gehirn von Müttern eine starke Aktivierung im Dopamin-Belohnungszentrum festgestellt, wenn sie ihr eigenes lächelndes Baby sahen, jedoch nicht bei fremden Babys (Carter, 2009).

Theory of Mind

„Ich seh, ich seh, was du nicht siehst,
und das ist ...?
Kannst du es spür'n, wie's in mir fließt?
Erahn ***ich*** *sachte, wer* ***du*** *bist!"*
(Brigitte Bischof, 2025)

Theory of Mind bezeichnet die Fähigkeit, sich Gedankengänge, Gefühle und Absichten anderer Menschen vorzustellen und die eigene Perspektive von der anderer zu unterscheiden (Bion, 1962; Fonagy et al., 2002). Theory of Mind kann man mit dem Sally-und-Anne-Test untersuchen. Bereits Kinder ab 10 Monaten können diesen Test bestehen. Kinder entwickeln die Fähigkeit zur Mentalisierung ab etwa fünf Jahren, was mit der Reifung verschiedener Hirnareale verbunden ist. Zur Untersuchung dieser Fähigkeit wurde das Paradigma der „falschen Überzeugung" („false belief") entwickelt (Roth & Strüber, 2014, S. 161). Diese Kompetenz ist auch für das therapeutische Miteinander von großer Bedeutung, da sie das empathische Einfühlen sowie die Selbstreflexion fördert (s. Kapitel 2.4.4).

Entstehung innerer Bilder und ihr Wiedererkennen

Schon intrauterin sammeln Ungeborene erste sinnliche Eindrücke – etwa durch Tasten, Schmecken und Hören. Diese Erfahrungen bilden die Basis innerer Muster oder „innerer Bilder“ (Hüther, 2010), an die das Gehirn nach der Geburt anknüpft. Über fortlaufende sensorische Erlebnisse werden diese frühen Repräsentanzen erweitert, differenziert und verbunden. Der Säugling kann z.B. auch sein gesamtes Repertoire an inneren Bildern bei Bedrohung des inneren Gleichgewichts als handlungsorientierte Reaktionsmuster abrufen bzw. aktivieren (es kommt zur Ausschüttung von Stresshormonen), einschließlich „Notfall-Handlungen“ in Form von Flucht, Angriff, Verteidigung, Schreien und Erstarren, wobei diese Muster zu den sehr alten Reaktionsmustern zählen. Der Säugling entwickelt u.a. durch das wiederholte Betrachten und Erleben des Gesichts, der Stimme und des Geruchs der Mutter eine immer stabilere und präzisere innere Vorstellung dieser zentralen Bezugsperson, es entsteht ein „ganzheitliches inneres Mutterbild“. Dies ist die Grundlage für das spätere Bindungserleben, die Selbstregulation und den Aufbau von Sicherheit. Wir befinden uns in der impliziten Erfahrungswelt des Babys, die die ATP in der Grundstufe über den „Körpererlebnis-Zugang“ zu nutzen und zu reaktivieren weiß.

Neurobiologie in der Autogenen Psychotherapie

Neuroplastizität ist ein zentrales Stichwort der modernen Neurobiologie – das Gehirn ist zeitlebens lern- und anpassungsfähig (Bion, 1962; Fonagy et al., 2002). Die regelmäßige Praxis der ATP stärkt neue neuronale Netzwerke, die mit Entspannung, Selbstregulation und Bewältigungsstrategien zusammenhängen (Stetter & Kupper, 2002; Krampen & Ohm, 2004; Kaluza, 2004).

Chronischer Stress bewirkt eine Überaktivierung der Hypothalamus-Hypophysen-Nebennierenrinden-Achse (HPA-Achse), dem zentralen neuroendokrinen Regulationssystem für vegetative und endokrine Vorgänge im Körper. Infolge dieser Überaktivierung kommt es zur erhöhten Ausschüttung von Stresshormonen, insbesondere Cortisol, was zahlreiche körperliche und psychische Folgen nach sich zieht (Stetter, 2004). Die regelmäßige Aktivierung des Parasympathikus – Teil des vegetativen Nervensystems, der in Ruhe für Regeneration und Erholung sorgt – durch die Grundübungen der Autogenen Psychotherapie fördert gezielt Entspannungs- und Erholungsprozesse sowie die Regulation von Stress und Emotionen. Bildgebende Verfahren belegen, dass die ATP spezifische Hirnregionen aktiviert, die mit Entspannung und Regeneration assoziiert sind, während stressassoziierte Aktivierungsmuster reduziert werden. Besonders bedeutsam ist die enge Verbindung zwischen körperlichen Empfindungen und psychischen Prozessen: Durch die gezielte Fokussierung auf Körperwahrnehmungen in der Grundstufe der ATP können messbare Veränderungen sowohl auf neuronaler als auch auf psychischer Ebene angestoßen werden.

Zudem kann die in der ATP praktizierte intersubjektive Begegnung im therapeutischen Raum zur Aktivierung von Spiegelneuronen führen, die für Empathie und soziales Lernen wichtig sind.

Das **Konzept der Spiegelneuronen** (Rizzolatti & Sinigaglia, 2008) hat das Verständnis von Empathie und Resonanz grundlegend erweitert. Diese Nervenzellen feuern sowohl beim Ausführen als auch beim Beobachten einer Handlung oder eines emotionalen Ausdrucks. Sie ermöglichen, Emotionen anderer nachzuempfinden, und sind die neurobiologische Grundlage für Empathie. Studien haben gezeigt, dass das Miterleben von Schmerz oder das Betrachten von emotionalen Gesichtsausdrücken bei Beobachter:innen ähnliche Areale im Gehirn aktiviert wie beim Betroffenen – ein neurologischer Beleg für unser empathisches Mitschwingen (Carter, 2009). Für die Psychotherapie bedeutet dieses Modell, dass unser empathisches Einfühlen nicht rein willentlich oder kognitiv gestützt entsteht, sondern ein automatisch ablaufender neuronaler Prozess ist, der besonders durch nonverbales Verhalten und Körpersprache getriggert wird. In der ATP spielt die empathische Resonanz der Therapeut:in eine wichtige Rolle für den therapeutischen Prozess, was neurobiologisch durch die Aktivierung von Spiegelneuronensystemen erklärt werden kann. Diese neurobiologische Perspektive unterstreicht die Bedeutung der therapeutischen Beziehung in der ATP. Die wiederholte Erfahrung einer sicheren, resonanten Beziehung kann neurobiologisch betrachtet zu einer Neuorganisation von Beziehungsmustern beitragen. Für Lehrtherapeut:innen und Supervisand:innen ist es damit hilfreich zu wissen, dass eigene Resonanz-

und Gegenübertragungsphänomene oftmals neurobiologisch verankert sind und bewusst reflektiert werden können.

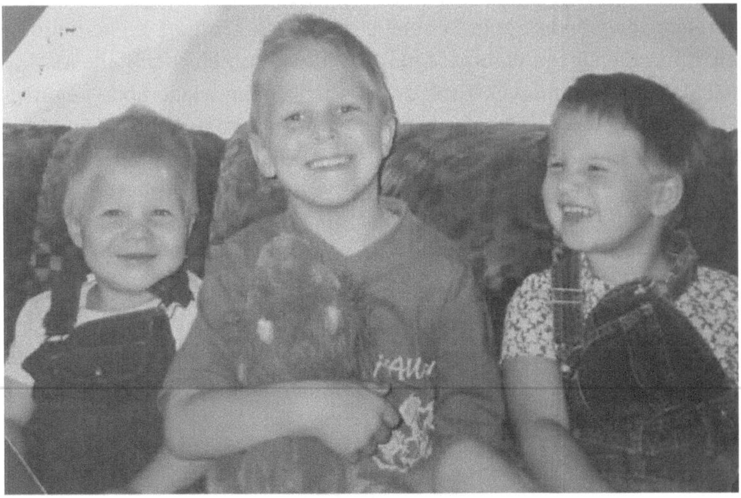

Abb. 6: Der Tanz der Spiegelneuronen (Privatfoto Autorin)

Die fotografische Bannung von **Now Moments** (Stern et al., 2002) der drei Enkelkinder einer der Autorinnen zeigt auf ganz be-greifbare Art und Weise die Aktivierung der Spiegelneuronen im sozio-emotionalen Bindungssystem mit den auf dem Foto nicht sichtbaren Eltern. Welche Emotionen wurden da wohl „übertragen"?

Fehlt die Erfahrung von Sicherheit und beständiger Bindung im frühen Leben, sind die Risiken für psychische Störungen und ausgeprägte psychosomatische Beschwerden erhöht, das zeigen Langzeitstudien (Buchheim, 2011; Egle et al., 1997; Insel & Young, 2001). Diese Erkenntnisse unterstreichen die zentrale Bedeutung der Bindungstheorie für das Verständnis der Entwicklung und für psychotherapeutische Interventionen.

Eng verbunden mit den genannten Ansätzen ist das **Konzept des Embodiment** (Leuzinger-Bohleber, Emde & Pfeifer, 2013). Die Forschung zur

embodied cognition belegt, dass Körper und Psyche untrennbar miteinander verschränkt sind. Körperliche Zustände beeinflussen Denken und Fühlen, während psychische Prozesse körperliche Empfindungen verändern können. So verändert zum Beispiel eine aufrechte, offene Körperhaltung nicht nur die eigene Wahrnehmung, sondern auch biochemische Marker wie das Stresshormon Cortisol. Umgekehrt können wiederholte negative Erfahrungen, Traumata oder chronischer Stress zu dauerhaft veränderter Körperhaltung und eingeschränkter Körperwahrnehmung führen. Therapie und Supervision nutzen diese Wechselwirkungen gezielt: Durch sogenannte Bottom-up-Interventionen zur Körperwahrnehmung können emotionale Prozesse direkt beeinflusst werden. Für die Supervision bedeutet das, dass Lehrende und Supervisand:innen lernen, auch auf die feinen nonverbalen Signale – bei sich und anderen – zu achten und den „Sinn des Körpers“ in das therapeutische Geschehen bewusst einzubeziehen. Die ATP nutzt diesen wechselseitigen Zusammenhang explizit in der therapeutischen Praxis.

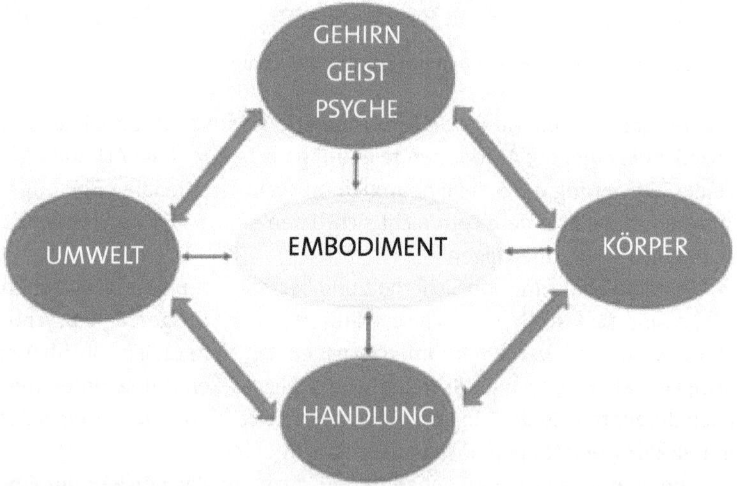

Abb. 7: Embodiment (Darstellung: Dieter, 2025)

Die Autogene Psychotherapie nutzt Selbstregulationstechniken, deren Wirksamkeit durch die **Polyvagal-Theorie** neurobiologisch begründet werden kann (Porges, 2023). Nach dieser Theorie vermittelt der Vagusnerv über den ventralen Ast Zustände sozialer Verbundenheit und emotionaler Ausgeglichenheit, wohingegen der dorsale Ast bei Überforderung mit Rückzug und Erstarrung („Shutdown") reagiert. Durch die gezielte Aktivierung des ventralen Vaguskomplexes im Rahmen der ATP – etwa über Entspannungs- oder Imaginationsübungen – wird nicht nur körperliche Entspannung, sondern auch psychische Stabilisierung und verbesserte soziale Interaktion ermöglicht. Neuere Befunde weisen darauf hin, dass Störungen in der Regulation des Vagusnervs verschiedene Symptome psychischer Dysregulation mitbedingen können (Porges, 2023). Das Verständnis dieser Zusammenhänge erlaubt Therapeut:innen, gezielte Interventionen zur Wiedereingliederung in einen Zustand von Sicherheit und Selbstregulation vorzunehmen.

Zusammengefasst liefern Spiegelneuronen, Polyvagal-Theorie und Embodiment drei einander ergänzende Erklärungsmodelle, wie emotionale Resonanz, Beziehungsregulation und psychosomatische Prozesse auf neuronaler Ebene miteinander verwoben sind. Im therapeutischen Alltag bieten sie wertvolle Ansatzpunkte zur Reflexion und Ausgestaltung wirksamer Interventionen, sowohl im direkten Kontakt mit Patient:innen als auch in der Supervision und Teamarbeit.

Die Konzepte der **Figurabilität** (Botella & Botella, 2005), wonach unerträgliche innere Zustände ausgestoßen und im Außen figuriert werden müssen, finden ihre neurobiologische Entsprechung in Erkenntnissen über die Verarbeitung und Integration traumatischer Erfahrungen. Die ATP bietet mit ihrem stufenweisen Vorgehen einen sicheren Rahmen, in dem solche Prozesse stattfinden können.

Studien zur **Achtsamkeit und Meditation** (Harrer & Ebell, 2021; Harrer & Weiss, 2018; Huber, 2010; Hilbrecht, 2010), die methodisch der autogenen Regression ähnlich sind, haben positive Effekte auf die Struktur und Funktion von präfrontalen Hirnregionen nachgewiesen. Diese Regionen sind wesentlich für die exekutiven Funktionen (kognitive Fähigkeiten, die

die zielgerichtete Kontrolle von Gedanken, Handlungen und Emotionen ermöglichen) und die emotionale Regulation. Die ATP kann ähnliche Effekte haben und dadurch die Selbstregulationsfähigkeiten auf neuronaler Ebene verbessern.

Neue Technologien wie das **Hyperscanning** erlauben die gleichzeitige Messung von Gehirnaktivitäten mehrerer Personen in Interaktion. Studien zeigen, dass etwa zwischen Kind und Bezugsperson oder in Kommunikationssituationen zwischen Therapeut:in und Patient:in eine neuronale Synchronisation auftritt, ein Prozess, der vermutlich entscheidend für soziale Resonanz und Lernerfolge ist (Höhl, 2023).

2.4 Körperbild, psychische Repräsentanzen, Symbolisierung und Mentalisierung

„Tu deinem Leib des Öfteren etwas Gutes,
damit deine Seele Lust hat,
darin zu wohnen."
(Teresa von Ávila)

Das Verständnis von Körperbild, psychischen Repräsentanzen, Symbolisierung und Mentalisierung nimmt in der Autogenen Psychotherapie eine wesentliche Rolle ein (Becker, 2004, Bischof, 2004; Mertens, 2002).

2.4.1 Körperbild

Die ATP geht davon aus, dass das Körpererleben die Grundlage für die Entwicklung des Selbst und der Beziehung zur Welt bildet. Bereits Erwin Straus, deutscher Philosoph und Psychologe, sagte 1935 (S. 13): „Die Seele ist Sinn des Leibes, der Leib Verknüpfung von Leib und Seele!" Wir sehen also, wie in vorangegangenen Kapiteln (s. 2.3) bestätigt, die untrennbare Verknüpfung von „Leib und Seele"! Die Grundthese der Phänomenologie der Leiblichkeit betont, dass unser Leib stets vorhanden ist, wir erfahren uns immer auch als leibliche, gelebte Wesen. Im deutschsprachigen Raum wird bewusst zwischen **Leib** (dem subjektiv erlebten, fühlenden Körper) und **Körper** (dem objektiv betrachteten, dinglichen Körper) unterschieden. Während wir sagen: „Ich *bin* mein Leib", meinen wir mit „Ich *habe* einen Körper" eine eher distanzierte, beobachtende Perspektive auf uns selbst (Stoller, 2020; Küchenhoff, 2009).

Seit frühen Konzepten – wie in Entwicklungsmodellen von Gerber und Reinelt – ist deutlich, dass aus basalen Körpererfahrungen über Sinneseindrücke erste Gefühle und innere Vorstellungen entstehen, die sich später sprachlich und begrifflich fassen lassen (Reinelt & Gerber, 1990, S. 143; Bischof, 2006). Schon das Erleben von Spürqualitäten wird dabei als „implizite Erlebnis- und Erfahrungswelt" betrachtet, worauf spätere psychische Repräsentanzen aufbauen.

Zusammenfassend kann gesagt werden, dass die genannten Autor:innen bereits damals den Grundstein für die aktuell beschriebenen Konzepte der „impliziten (aktiv sind implizites/prozedurales Gedächtnis) Erlebnis- und Erfahrungswelt" des Säuglings gelegt haben.

Mit der Entwicklung der Psychoanalyse verschob sich der Fokus von triebhaften zu stärker psychisch-dynamischen Aspekten, etwa Fantasien und Vorstellungen (Freud, 1933; A. Freud, 1936). Dennoch wurde der Körper nie völlig ausgeblendet: Freud (1923) betonte in seinem Werk „Das Ich und das Es" auf S. 253: „Das Ich ist vor allem ein körperliches!" (Bischof, 2006, Bischof & Dieter, 2022) Der eigene Körper wird dabei sowohl als Objekt äußerer als auch innerer Wahrnehmung empfunden, wobei Schmerz und andere Empfindungen den Zugang zu Organen und Selbstgefühl prägen.

Das **Körperbild** wird in der Literatur als dynamische, integrative psychische Struktur definiert, die die emotionale Lebensgeschichte eines Menschen widerspiegelt und in der sich körperliche Reifung, Interaktionen sowie Fantasien, Wünsche und Gedanken verbinden (Dolto, 1996). **Körpererleben** gilt dabei als Oberbegriff, unter dem unterschiedliche Aspekte subsumiert werden können (Röhricht et al., 2005). Konzeptuelle Unterscheidungen betreffen das **Körperschema** (neuropsychologische, konstante Repräsentation des Körpers auf Basis der Sinneswahrnehmung) und das Körperbild (imaginiertes, affektbeladenes Selbstbild, abhängig, aber verschieden vom Körperschema).

Die Entwicklung des Körpererlebens beginnt in der frühen Kindheit und vollzieht sich aus einer „psychosomatischen Basis" (Gaddini et al., 2001, S. 13) heraus bis hin zu einer ausdifferenzierten, reflektierten Integration ins Selbst. Beziehungserfahrungen – vermittelt durch Bezugspersonen – spielen eine entscheidende Rolle bei der Vernetzung und Repräsentation dieser Erfahrungen. Später kann der eigene Körper einerseits als „gele(i)bt" und mit dem Selbst verbunden (Leib), andererseits als „Objekt" betrachtet werden (Stoller, 2020; Küchenhoff, 2009). Stern (1992) verweist auf eine in Abhängigkeit von Spuren einer Organisation beginnende Selbstvorstellung in den ersten Lebensmonaten des Babys. Ferrari (1993) bezeichnet später den spürbaren Körper als „das ursprüngliche konkrete Objekt", auf den eigenen Körper gerichtete erste psychische Tätigkeit. Lombardi (2002) wiederum betont die Prozesse der Mentalisierung und der Repräsentation vollzogen am eigenen Körper. Babys können Körperteile und äußere Dinge im Außen kaum unterscheiden. Über die Motorik (Hand, Fuß etc.) und Wahrnehmungen beginnt das Kind allmählich, zwischen dem eigenen Selbst und Objekten zu differenzieren, und entwickelt damit ein Körperbewusstsein. Diese Entwicklung wird entscheidend von Bezugspersonen unterstützt, die helfen, Erfahrungen zu integrieren und zu repräsentieren. Im weiteren Verlauf entsteht neben dem Körperschema (der relativ stabilen neuropsychologischen Vorstellung vom eigenen Körper) auch das Körperbild, das wesentlich subjektiver, affektgeladen und wandelbar ist. Beide Aspekte – Körperschema und Körperbild – prägen unser Erleben als leibliche Menschen, jedoch mit unterschiedlichen Schwerpunkten (sie fokussieren die Selbst-Objekt-Differenzierung). Hinzu kommt allmählich die Verbalsprache.

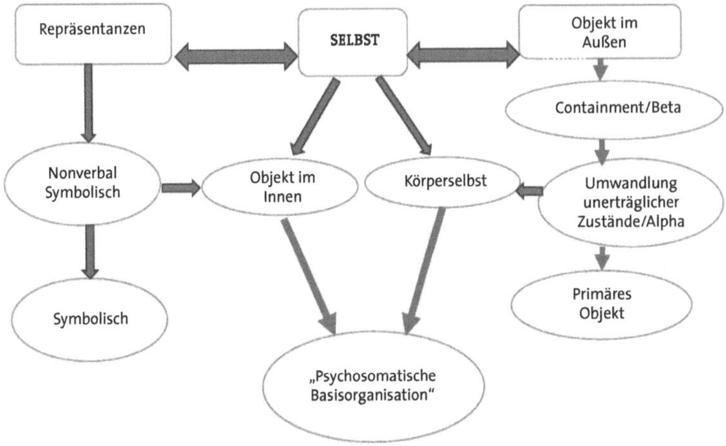

Abb. 8: Körperbild – innere und äußere Objekte – Repräsentanzen (Darstellung: Bischof, 2025)

Da viele Patient:innen eine gestörte Körperwahrnehmung aufweisen (Mertens, 2002), wird in der Autogenen Psychotherapie bewusst an der Verbesserung des Körperbildes gearbeitet, etwa durch die Förderung differenzierter Körperwahrnehmung und ein bewusstes Erleben von Körperempfindungen in der Grundstufe (Rosa, 2004). Solange der Körper „funktioniert“, bleibt er oft unbewusst, wie Hirsch (1989) es ausdrückte, „eine Art stille Präsenz“ oder ein „stiller Begleiter“, doch gezielte positive Erfahrungen stärken die Integration ins Selbst und fördern ein ganzheitliches, leibseelisches Affekterleben (Plügge, 1992).

Der Körper wird als Ursprungspotenzial für Widerständigkeit und Ausdrucksmittel von Unbehebbarem gegenüber instrumenteller Vernunft gesehen. Körperliches Erleben ist eng mit Beziehungen verknüpft und kann nicht vollständig rationalisiert oder instrumentalisiert werden.

Körpersymptome werden als Ausdruck ungelöster psychischer und zwischenmenschlicher Konflikte verstanden. Oft dienen sie als „Knoten“

und Übersetzung nicht repräsentierter Zustände in körperliches Erleben. Sie sind als mehrdeutige Zeichen in Kommunikationsprozessen mit dem anderen zu verstehen (Küchenhoff, 2020). In jeder Beziehungskonstellation wird auch körperlich kommuniziert. Wir sprechen hier über die **Zwischenleiblichkeit** nach Maurice Merleau-Ponty (1969). Die Zwischenleiblichkeit ist ein Konzept, das sich mit der verkörperten Interaktion zwischen Individuen befasst. Sie bezeichnet die grundsätzliche menschliche Erfahrung von Beziehung, und sie wird als ein Heilungsmuster in therapeutischen Prozessen angesehen, das die frühere Bezogenheit widerspiegelt. Über Spiegelungsprozesse und geteilte Affekte (Winnicott, 1971; Lacan, 1975) wird die Identität verhandelt. Intersubjektivität setzt ein schon präverbales Mitschwingen voraus, das sich auch in der Sprache abbildet. Damit werden Leib und Sprache als vergleichbare Beziehungssysteme verstanden.

In diesem Zusammenhang spricht Leikert (2024) über die **somatische Narration.** Der Begriff bezieht sich auf die Art und Weise, wie körperliche Erfahrungen und Empfindungen in die Erzählung und das Verstehen von Geschichten integriert werden. In der somatischen Narration spielt der Körper eine zentrale Rolle bei der Konstruktion von Bedeutungen und der Vermittlung von Erfahrungen. Dies ist besonders relevant in Bereichen wie der performativen Kunst, wo physische Bewegungen und sensorische Eindrücke dazu beitragen, narrative Strukturen zu schaffen und zu interpretieren. Die Idee hierbei ist, dass körperliche Erfahrungen eine narrative Qualität besitzen und dass diese Erfahrungen genutzt werden können, um Geschichten auf eine grundlegende und affektive Weise zu erzählen.

Durch die erzielte Entspannung und den inneren Ruhezustand in der Grundstufe der ATP vor dem Hintergrund der Zwischenleiblichkeit im Rahmen der therapeutischen Beziehung wird ein komplexes psychosensorisches Geschehen in Gang gesetzt, wodurch ein basales, körperlich deutlich erkennbar(er)es Selbst-Gefühl entsteht, das als ein innerer Raum im Körper verstanden werden kann und die Entwicklung narrativer Strukturen und eines integrierten Bildes des körperlichen Selbst fördert.

Die ATP erkennt an, dass die „Sprachlosigkeit" in der Kommunikation mit anderen, aber auch mit sich selbst zur Körpersprache des Verdrängten bzw. Unausdrückbaren führen kann. Indem der Körper als Medium des Selbstkontakts und der Verständigung mit anderen wiedergewonnen wird, kann auch diese Sprachlosigkeit überwunden werden.

2.4.2 Psychische Repräsentanzen

„Sagt die Psyche zu den Präsentanzen,
kennt ihr böhmische Li-Wanzen?
Hab heut eine solche Gier,
ess und ess, ICH gönn ES mir!
Liebe durch den Magen geht?
Ja wer verstehts, woran's hier fehlt?"
(Brigitte Bischof, 2005)

Psychische Repräsentanzen bezeichnen innere Abbilder von äußeren Objekten, Personen, Beziehungen und Erfahrungen (Bion, 1962). Sie entstehen auf der Basis früher Interaktionserfahrungen und bilden die Grundlage für das spätere Erleben und Verhalten. Als zentrales kognitives Konstrukt sind sie bestimmend für Denken, Fühlen und Handeln und enthalten prägende Vorstellungen sowohl vom Selbst als auch von anderen, die zukünftige Verhaltensweisen beeinflussen.

Man unterscheidet Selbst-, Objekt- und Beziehungsrepräsentanzen, die jeweils das eigene Selbstbild, die Wahrnehmung anderer sowie die typischen emotionalen und handlungsbezogenen Abläufe zwischen Selbst und Objekt abbilden (Ermann, 2007). Deren Entwicklung beginnt mit undifferenzierten Gefühlszuständen und mündet über erste Erfahrungen von Symbiose und Teilobjekten (etwa als fütterndes Objekt bei Hunger oder als beschützendes Objekt bei Unlust oder Schmerz) nach und nach in differenzierte, meist unbewusste (implizite) Repräsentanzen. Mit dem zweiten Lebensjahr werden Selbst und andere als getrennt erlebt. Es entstehen realistische, ganzheitliche Objektrepräsentanzen, die im deklarativ-expliziten Gedächtnis gespeichert und abrufbar sind (Objektkonstanz). Im weiteren Verlauf differenzieren sich zunächst triadische (z.B. Selbst-Mutter-Vater-Konstellation) und später noch komplexere (trianguläre) Beziehungsmuster, in denen auch die Beziehungen zwischen den anderen als relevant erkannt werden, symbolisch als Beziehung „im Dreieck", bis das Kind sich ab dem Schulalter als Teil eines sozialen Gefüges versteht.

Die Auseinandersetzung mit Konflikten innerhalb dieser Beziehungsdynamiken, sogenannten **Grundkonflikten**, ist prägend. Diese betreffen insbesondere innere Spannungen zwischen Streben nach Nähe, Bindung, Autonomie und Identität, häufig begleitet von Konfliktangst, die durch Abwehrmechanismen ins Unbewusste verlagert werden kann (Ermann, 2007). Die Ursachen liegen in intrapsychischen, zwischenmenschlichen oder sozialen Faktoren. In der Therapie steht das aktive Erkennen und Bearbeiten zentraler Beziehungskonflikte im Vordergrund, wobei das Deuten auch Klärung und Konfrontation einschließt (Luborsky, 1988; Greenson, 1973).

Im Kontext der ATP wird davon ausgegangen, dass frühe Beziehungserfahrungen als psychische Repräsentanzen internalisiert werden und das aktuelle subjektive Erleben sowie Verhalten maßgeblich beeinflussen (Fonagy et al., 2002). In der therapeutischen Praxis der Autogenen Psychotherapie wird gezielt mit diesen inneren Repräsentanzen gearbeitet, insbesondere durch die „autogene Regression". Dieser Zustand erleichtert den Zugang zu unbewussten Repräsentanzen, macht diese bearbeitbar und fördert deren bewusste Integration (Krappmann, 1990).

Die Arbeit mit Leitsätzen und Leitbildern in der Mittelstufe der Autogenen Psychotherapie zielt darauf ab, positive psychische Repräsentanzen zu stärken und dysfunktionale (maladaptive) Repräsentanzen zu verändern. In der analytischen Oberstufe wird ein vertiefter Zugang zu unbewussten Repräsentanzen ermöglicht, was deren Bearbeitung und Transformation fördert. Auf dieser Stufe wird nicht mehr die Regression *vor den*, sondern *in den Konflikt* gefördert. Auf diese Weise können internalisierte Beziehungsmuster bewusst gemacht und modifiziert werden, was langfristig zu einer größeren Flexibilität im emotionalen Erleben und Verhalten führt.

2.4.3 Symbolisierung

Psychoanalytisch-psychodynamische Ansätze heben die zentrale Rolle von Verinnerlichungsprozessen hervor, durch die Symbole entstehen und eine innere Welt aufgebaut wird. Über das Fantasieleben entwickelt sich die Fähigkeit, innere Repräsentanzen zu bilden, wie im vorherigen Abschnitt erläutert (s. Kapitel 2.3). Insbesondere die kleinianische und die neokleinianische Theorie beschreiben die Entwicklung der Symbolisierungsfähigkeit als Stufenprozess, der von unreifen zu reifen Symbolen reicht (Bion, 1962; Meltzer, 1988; Segal, 1996; Weiß, 2001). Damit verbinden sich differenzierte therapeutische Techniken, um die individuelle Symbolisierung zu fördern (W. Dieter, 2000; Schnell, 2001; J. Dieter, 2015). Die Ausprägung der Symbolfunktion ist eng an die hirnphysiologische Reifung gekoppelt.

Im Rahmen der Theorie des Denkens und Träumens wurde die Symbolentwicklung entsprechend weiter konzeptualisiert, etwa durch Bion, der mit seiner Unterscheidung von Beta- und Alpha-Elementen beschreibt, wie „rohes", unbearbeitetes Erleben im frühen Säuglingsalter (Beta-Elemente des Säuglings) durch die „Alpha-Funktion" der Bezugsperson schrittweise in symbolisch verarbeitbare Repräsentanzen verwandelt wird (Meltzer, 1988; Ermann, 1998). Therapeut:innen übernehmen hierbei analoge Funktionen wie die Mutter-Kind-Dyade, stellen Containing und Holding Function (Winnicott, 1969, 1973, 1974) zur Verfügung. In Bions Begriffen ausgedrückt: „Die Alpha-Funktion des Therapeuten hilft im Prozess eines in aller Regel zeitaufwendigen Durcharbeitens dem Patienten bei der Reifung seiner Symbolisierungsfähigkeit." (W. Dieter, 2001, S. 19)

Nach Segal (1996) bezeichnet man unreife Symbole als **symbolische Gleichsetzungen**. Hier entsprechen die inneren Bilder der äußeren Realität und besitzen noch keinen eigentlichen Symbolcharakter, was sich etwa in intensiven Ängsten manifestieren kann (paranoid-schizoide Position nach Klein). Erst reife Symbole, sogenannte **symbolische Repräsentationen**, sind mehrdeutig, lassen sich transformieren und deuten, stehen also für etwas anderes; sie wirken schützend und integrationsfördernd (depressive Position nach Klein).

Die Symbolisierungsfähigkeit ist ein Schlüsselkonzept in der ATP. Sie beschreibt den Prozess, unbewusste Erlebnisse, Empfindungen und Affekte in Symbole sowie in sprachliche oder bildhafte Darstellungen zu übersetzen (Bosch & Ciompi, 2005). Insbesondere in der Oberstufe der Autogenen Psychotherapie werden so Bilder und Symbole als Ausdruck unbewusster Konflikte und Wünsche bearbeitet (Wallnöfer, 1992). Die Symbolisierungsfähigkeit ermöglicht es, innere Erlebnisse wahrzunehmen, zu erforschen und psychisch zu integrieren. Ohne angemessene Symbolisierung bleiben Erfahrungen unverbunden und können nicht in das eigene Selbst- und Lebenskonzept eingegliedert werden.

In der therapeutischen Praxis der ATP wird die Symbolisierungsfähigkeit gezielt auf verschiedenen Ebenen gefördert. Der erste Schritt besteht in der Verbalisierung körperlicher Empfindungen, wodurch diese dem symbolischen Raum erschlossen und bewusster Verarbeitung zugänglich werden. Die Arbeit mit inneren Bildern, Leitsätzen und Leitbildern in der Mittelstufe stärkt die sprachliche wie die bildhafte Dimension der Symbolisierung weiter. In der Oberstufe ermöglicht die freie Assoziation die differenzierte Verknüpfung von Empfindungen, Erinnerungen und aktuellen Lebenssituationen, wodurch ein umfassendes Verstehen und eine Integration verschiedener psychischer Ebenen gefördert werden.

Störungen der Symbolisierungsfähigkeit, wie sie beispielsweise bei psychosomatischen Beschwerden oder nach traumatischen Erfahrungen auftreten können, werden in der ATP durch behutsames Fördern der Körperwahrnehmung und des kreativen symbolischen Ausdrucks therapeutisch fokussiert. So erhalten auch Patient:innen mit eingeschränkter Symbolisierung schrittweise Zugang zu ihren inneren Erlebensbereichen.

2.4.4 Mentalisierung

„Unser Ziel ist,
einander zu erkennen
und einer im anderen
das zu sehen und ehren
zu lernen, was er ist:
des anderen Gegenstück und Ergänzung."
(Hermann Hesse)

Was ist Mentalisierung?

Mentalisierung bezeichnet die Fähigkeit, eigenes und fremdes Verhalten auf der Basis mentaler Zustände wie Gedanken, Gefühle, Wünsche, Überzeugungen und Absichten zu verstehen und zu interpretieren (Fonagy et al., 2002). Sie ist eng mit der Fähigkeit zur Reflexion und Selbstreflexion verbunden und ist grundlegend für die Selbstregulation und für gelingende soziale Beziehungen. Diese fundamentale psychische Fähigkeit ermöglicht es uns, sowohl unser eigenes Verhalten als auch das anderer Menschen aus der Perspektive innerer Zustände zu verstehen und angemessen darauf zu reagieren.

Die Entwicklung der Mentalisierungsfähigkeit ist eng mit frühen Bindungserfahrungen verbunden. Sichere Bindungsbeziehungen ermöglichen die Entwicklung einer differenzierten Mentalisierungsfähigkeit, während unsichere oder desorganisierte Bindungsmuster zu Einschränkungen dieser Fähigkeit führen können. Diese Erkenntnisse aus der modernen Bindungsforschung haben auch für die therapeutische Praxis der ATP große Bedeutung.

Mentalisierung als zentrales Konzept der ATP

In der ATP wird die Mentalisierungsfähigkeit durch verschiedene Prozesse gezielt gefördert: in der Grundstufe durch die bewusste Wahrnehmung körperlicher Empfindungen und deren Verbindung mit emotionalen Zuständen, in der Mittelstufe durch die Formulierung persönlicher Leitsätze und Leitbilder, die eine Reflexion über eigene Bedürfnisse und Ziele erfordern, und in der Oberstufe durch die Exploration und Interpretation symbolischer Inhalte.

Diese Fähigkeit ist entscheidend für die psychische Gesundheit und die Qualität zwischenmenschlicher Beziehungen. Durch die stufenweise Heranführung an psychisches Material – von der körperlichen Wahrnehmung über die sprachliche Ausformulierung bis zur Arbeit mit unbewussten Konflikten – bietet die ATP einen strukturierten Rahmen für die Entwicklung der Mentalisierungsfähigkeit.

Das autogene Prinzip, psychische Trennung und Mentalisierung

Das autogene Prinzip spielt auch eine wichtige Rolle für den psychischen Trennungsprozess, der für die Entwicklung der Mentalisierung besonders wichtig ist. Es induziert Getrenntheit auf einer sehr basalen und psychosensorisch bestimmten Ebene. Schwierigkeiten bei der selbstständigen Durchführung der Übungen der Grundstufe können auf Probleme im psychischen Trennungsprozess hinweisen. Die ATP bietet einen geschützten Raum, in dem diese Trennungsproblematik bearbeitet werden kann.

Die Förderung der Autonomie durch eigenständige Handlungsvollzüge – sei es im selbstständigen Üben der Grundstufe oder in eigenständigen Imaginationen in der analytischen Oberstufe – unterstützt die Entwicklung einer stabilen Mentalisierungsfähigkeit. Diese Eigenständigkeit, dieser „Mut zum Autogenen“ wird zunächst in Gegenwart der Therapeut:in (stellvertretend für die primäre Bezugsperson) angebahnt.

Die therapeutische Beziehung als Entwicklungsraum

Die therapeutische Beziehung in der ATP bietet einen Raum, in dem die Mentalisierungsfähigkeit durch die gemeinsame Reflexion der Erfahrungen während der autogenen Regression gestärkt werden kann. Die Therapeut:in unterstützt die Patient:in dabei, eine beobachtende, reflektierende Haltung gegenüber den eigenen Erfahrungen einzunehmen. Diese metakognitive Perspektive ermöglicht eine größere Flexibilität im

Umgang mit emotionalen Zuständen und fördert die Integration verschiedener Selbstzustände.

Wie Sedlak (2004) in seinem psychosozialen „Ich-Du-Wir-Modell" beschreibt, entwickeln sich die Ichfunktionen der differenzierten Wahrnehmung in dem Maße, wie es in der therapeutischen Beziehung gelingt, übergroße Bedürfnisspannungen zu kanalisieren und abzubauen, sodass Erinnerungsspuren spezifischer Reiz-Entspannungs-Schemata oder Reiz-Spannungs-Schemata bearbeitet werden können.

Stufenspezifische Förderung der Mentalisierung

Grundstufe: Mit dem „Gedächtnis des Organischen" kann man durch die Grundstufe der ATP in präverbale Bereiche und somit zu ersten Spuren der Ichbildung gelangen. Die bionome Regulation als Schwerpunkt der Grundstufenarbeit ermöglicht es, die mit der ganzkörperlichen Spannungsregulierung verbundenen Affekte nicht bloß als angeborene Reaktionsmuster auf auslösende Reize, sondern als grundlegende Orientierungsmechanismen bewusst zu machen.

Mittelstufe: Die basale Fähigkeit der Differenzierung zwischen verschiedenen Verhaltensweisen und Ausdrucksformen und ihrer situativen Angemessenheit steht im Mittelpunkt der Mittelstufenarbeit. Hier werden die autogene Sammlung und Ruhe genutzt, um aufsteigende problembesetzte Gedanken, Gefühle und Bilder aus einem inneren Zustand der Gelassenheit zu beobachten und damit Angst- und Spannungsreduzierung gegenüber spezifischen Problemthemen zu erreichen.

Analytische Oberstufe: Der Akzent der analytischen Oberstufenarbeit liegt auf der tiefergehenden Integration, sowohl intra- als auch interpsychisch. Hier geht es um die Genese und Veränderbarkeit des Menschenbildes, der Weltanschauung und des Lebenskonzeptes – Prozesse, die eine hochentwickelte Mentalisierungsfähigkeit erfordern.

Mentalisierung und Objektbeziehungen

Die moderne Intersubjektivitätstheorie rückt die Wechselwirkung zwischen Therapeut:in und Patient:in in den Mittelpunkt: Der therapeutische

Prozess wird als gemeinsamer Erfahrungsraum verstanden, in dem beide Beteiligten Entwicklung ermöglichen. In der ATP führen die gegenseitige bewusste und unbewusste Beeinflussung als dynamische Faktoren (Übertragung, Gegenübertragung) zu einer komplexen Form der Bezogenheit (Bipersonalität).

Sowohl Patient:in als auch Therapeut:in erfahren dadurch Veränderungen in sich selbst (Wechselwirkung), aber auch das bipersonale oder intersubjektive Feld verändert sich abhängig von der Veränderung der Bedingungen durch die jeweilige Begegnung (Ermann, 2017a). Innerhalb der Beziehung mit dem anderen sollte eine Homöostase zwischen Präsenz und Absenz, zwischen Gegenwärtigkeit und Abwesenheit bestehen (Küchenhoff, 2019).

Integration und praktische Bedeutung

Die Konzepte des Körperbilds, der psychischen Repräsentanzen, der Symbolisierung und der Mentalisierung bilden wichtige theoretische Grundlagen für das Verständnis der therapeutischen Prozesse in der ATP. Sie erklären, wie die körperbezogenen Erfahrungen während der autogenen Regression zu psychischer Veränderung und Integration führen können. Die Verbindung von körperlichen, emotionalen und kognitiven Dimensionen durch diese Prozesse ist ein charakteristisches Merkmal der ATP und unterscheidet sie von rein körperorientierten oder rein verbalen therapeutischen Ansätzen.

Die Therapeut:in übernimmt zu Beginn der ATP eine **Hilfs-Ich-Funktion** im Sinne eines „steuernden Objekts“ nach König (2000). Therapeut:in und Patient:in gelangen in „Gleichschritt“. Die Patient:in findet die bionome Mitte (wieder), den eigenen Rhythmus und eine Konstanz im Sinne zunehmenden Selbstbewusstseins. Das Leben gerät wieder „in Fluss“ – ein Prozess, der durch die kontinuierliche Förderung der Mentalisierungsfähigkeit unterstützt wird.

Fazit
Mentalisierung bezeichnet die Fähigkeit, eigenes und fremdes Verhalten auf Basis innerer Zustände zu verstehen, und ist grundlegend für psychische Gesundheit und gelingende soziale Beziehungen. In der ATP wird diese Fähigkeit gezielt gefördert: von der bewussten Körperwahrnehmung über die Reflexion persönlicher Ziele bis zur Arbeit mit symbolischen Inhalten. Die Entwicklung der Mentalisierungsfähigkeit ist eng mit frühen Bindungserfahrungen verknüpft und wird im therapeutischen Rahmen weiterentwickelt. Das strukturierte Vorgehen der ATP unterstützt die Integration von Körper, Emotion und Kognition und schafft so die Grundlage für mehr Flexibilität und Selbstregulation.

2.5 Psychodynamische Aspekte in der ATP

Die Autogene Psychotherapie integriert zentrale psychodynamische Konzepte in ihre Theorie und Praxis. Diese bilden einen wesentlichen Teil des theoretischen Fundaments und prägen das therapeutische Vorgehen. Diese psychodynamischen Aspekte verleihen der ATP ihre tiefenpsychologische Fundierung und unterscheiden sie von rein verhaltenstherapeutischen Ansätzen. Auf allen ATP-Stufen können frühkindliche Objektbeziehungserfahrungen aus dem Unbewussten aktiviert werden. Vor dem Hintergrund der therapeutischen Beziehung im Hier und Jetzt und durch das methodische Angebot der ATP entsteht die aktuelle Übertragungskonstellation, die meistens einer frühen Objektbeziehungserfahrung entspricht und nach Bedarf auch verändert werden kann.

Arbeitsbündnis
Das Arbeitsbündnis stellt in der Autogenen Psychotherapie die unverzichtbare Grundlage jeglicher psychotherapeutischen Intervention dar. Es umfasst neben der klassischen Vereinbarung über Ziele, Rahmenbedingungen und Verantwortlichkeiten die Bereitschaft der Patient:in, sich auf körperliche und emotionale Wahrnehmungen einzulassen, sowie die

Verpflichtung zur regelmäßigen Übungspraxis und zur reflexiven Auseinandersetzung mit den während der ATP auftretenden körperlichen und psychischen Phänomenen. Dieses Bündnis wird fortlaufend überprüft und modifiziert, um einen sicheren Raum für Regressionserfahrungen im autogenen Zustand zu gewährleisten. Die Transparenz des therapeutischen Prozesses und die aktive Einbindung der Patient:in stärken die Selbstwirksamkeit und fördern die therapeutische Allianz. Dabei wird insbesondere die Integration früher Objektbeziehungserfahrungen als wesentlich angesehen (Wallnöfer, 1992).

Therapeutische Grundhaltung

Die therapeutische Grundhaltung in der ATP ist geprägt von Empathie, Wertschätzung und analytischer Neutralität. Sie orientiert sich an den Prinzipien der psychoanalytischen Therapie, ist aber durch das autogene Prinzip und die bionome Idee spezifisch geprägt (Wallnöfer, 1992). Die Therapeut:in übernimmt eine haltende, unterstützende Rolle, die die Eigenaktivität und Autonomie der Patient:in stimuliert. Die Therapeut:in schafft eine Atmosphäre, in der die Patient:innen ihre inneren Erfahrungen frei explorieren können, ohne bewertet oder gelenkt zu werden.

Zentrale Bedeutung haben die Offenheit der Therapeut:in für symbolische und präverbale Ausdrucksformen sowie die Fähigkeit, sowohl verbale als auch nonverbale und symbolische Ebenen in die therapeutische Arbeit zu integrieren, insbesondere im Umgang mit Patient:innen, deren Erleben schwer verbalisierbar ist. Diese Offenheit für verschiedene Ausdrucksebenen ermöglicht eine umfassendere therapeutische Arbeit. Die nicht direktive Haltung fördert die Eigenaktivität und unterstützt die Autonomie der Patient:innen.

Besondere Bedeutung kommt der körperlichen Präsenz und Resonanz der Therapeut:innen zu. Da die ATP intensiv mit körperlichen Prozessen arbeitet, ist die Fähigkeit der Therapeut:in, die eigenen körperlichen Reaktionen wahrzunehmen und als Informationsquelle zu nutzen, von großer Bedeutung. Diese Körperresonanz ergänzt die verbale und emotionale

Empathie und ermöglicht ein tieferes Verständnis der Erfahrungen der Patient:in.

Humor in der Psychotherapie

Freud versteht Humor als psychischen Mechanismus, bei dem das Ich belastende Affekte durch einen inneren Dialog mit dem Über-Ich in Lust verwandelt. Humor ermöglicht so einen souveränen Umgang mit Leid und verleiht dem Menschen eine besondere Freiheit gegenüber den Zumutungen der Realität (Freud, 1927, S. 276–282).

Humor kann in der Psychotherapie eine wertvolle Ressource darstellen, um zwischenmenschliche Distanz zu überbrücken, Spannungen zu lösen und neue Perspektiven auf Problemsituationen zu ermöglichen. Ein achtsamer und empathischer Umgang mit Humor fördert die therapeutische Beziehung, stärkt die Allianz und unterstützt die emotionale Regulation. Voraussetzung ist jedoch, dass die Therapeut:in authentisch über diese Fähigkeit verfügt und Humor entsprechend der individuellen Situation und den Möglichkeiten der Patient:in respektvoll einsetzen kann. Richtig dosiert, kann Humor dazu beitragen, festgefahrene Denkmuster zu lockern und kreative Lösungswege zu eröffnen, ohne dabei die Ernsthaftigkeit des therapeutischen Anliegens aus dem Blick zu verlieren.

> Ein kurzes Beispiel:
> Eine Patientin berichtet davon, nach einem anstrengenden Arbeitstag „wie ein Hamster im Rad zu rennen und trotzdem nicht vom Fleck zu kommen". Die Therapeutin greift dieses Bild schmunzelnd auf und fragt: „Darf Ihr Hamster denn wenigstens manchmal Pause machen?" Die Patientin lacht, fühlt sich verstanden und kann anschließend entspannter über eigene Bedürfnisse sprechen.

Übertragung und Gegenübertragung

In der ATP ist die bewusste Arbeit mit Übertragung und Gegenübertragung zentral. Sie erfolgt in Anlehnung an das aus der heutigen Sicht gültige Konzept der **intersubjektiven Übertragungsmatrix** (Ermann, 2017a).

Es beschreibt ein dynamisches Zusammenspiel von Übertragung der Patient:in, Gegenübertragung der Therapeut:in, Eigenübertragung der Therapeut:in, Gegenübertragung der Patient:in und Widerständen. Die Übertragung manifestiert sich auf mehreren Ebenen: in der therapeutischen Beziehung selbst, im Umgang der Patient:in mit der Übungspraxis und in den während der autogenen Regression aufkommenden Fantasien und Bildern. Heute betrachten wir die **Gegenübertragung** als eine gemeinsame Schöpfung von Patient:in und Therapeut:in und als ein Konglomerat aus der Übertragung der Patient:in und der Eigenübertragung der Therapeut:in bzw. ihrer beider Widerstände. Bei beiden findet ein Prozess der Projektion in den anderen statt und sie interagieren miteinander und beeinflussen sich gegenseitig (Bettighofer, 2021).

Besonders charakteristisch für die ATP sind die „Körperübertragungs- und Körpergegenübertragungs-Konstellationen", bei denen frühe, präverbale Beziehungserfahrungen im Körpererleben oder in Traumaintrojekten (Barwinsky, 2014) aktualisiert werden. Schwierigkeiten oder Besonderheiten beim Erlernen bestimmter Übungssätze können Hinweise auf spezifische Übertragungskonstellationen geben. So kann beispielsweise eine Schwierigkeit mit der Wärmeübung auf frühe Erfahrungen emotionaler Kälte hindeuten, während Probleme mit der Herzübung mit Ängsten vor emotionaler Verletzlichkeit zusammenhängen können (Binder & Binder, 1987).

Die Gegenübertragung umfasst alle bewussten und unbewussten Reaktionen der Therapeut:in, wobei gerade körperliche Gegenübertragungsphänomene eine wesentliche Rolle spielen. Sie entstehen durch die interaktive Ansteckung mit vielfältigen Möglichkeiten (Bettighofer, 2022). Der Hintergrund der Begegnung zwischen Patient:innen und Therapeut:innen ist das gemeinsame Unbewusste, welches als Informationsquelle über unbewusste Prozesse in der therapeutischen Beziehung dient. Die Therapeut:innen agieren bei all ihren Interventionen aus den Gegenübertragung heraus. Die Analyse der intersubjektiven Übertragungsmatrix ermöglicht das Erkennen und Bearbeiten unbewusster Beziehungsmuster und verbindet körperliche und psychische Dimensionen auf einzigartige

Weise. Die Integration von körperlichen und psychischen Dimensionen in der Übertragungsarbeit ist ein charakteristisches Merkmal der ATP.

Widerstand

Widerstandsphänomene treten in der ATP in spezifischen Formen auf: als Schwierigkeiten bei bestimmten Übungssätzen, bei unregelmäßiger Übungspraxis, distanziertem Umgang mit Körpererfahrungen, Rationalisierung der Erlebnisse oder als körperliche Symptome wie Unruhe oder Schmerzen. Diese Formen des Widerstands werden als Ausdruck psychischer Schutzmechanismen betrachtet, die Informationen über unbewusste Konflikte liefern.

Der respektvolle und verstehende Umgang mit Widerständen zielt nicht auf deren Überwindung „um jeden Preis", sondern auf die behutsame Exploration ihrer Funktion innerhalb individueller Abwehr- und Schutzdynamiken. Die Fokussetzung auf Körpererleben kann ermöglichen, verbale Abwehrmechanismen zu umgehen und somit bislang wenig bewusste psychische Inhalte zugänglich zu machen – ein klarer Unterschied zu primär verbalen Therapieformen (van der Kolk, 2014).

Deutung

Die Deutung in der ATP unterscheidet sich in einigen Aspekten von der Deutung in der klassischen Psychoanalyse. Sie bezieht explizit körperliche Phänomene und deren symbolische Bedeutung mit ein. Deutungen in der ATP können sich auf Zusammenhänge zwischen körperlichen Empfindungen und psychischen Konflikten, die symbolische Bedeutung von auftauchenden Bildern und Fantasien, Übertragungs- und Gegenübertragungskonstellationen, die sich im Körpererleben manifestieren, und auch auf die Muster der Selbstregulation und deren Verbindung zu frühen Beziehungserfahrungen beziehen.

Die Aufgabe der Therapeut:in besteht darin, die unbewussten Botschaften der Körper- und Symbolsprache in eine analoge Sprache zu übersetzen. Damit eine emotionale Transformation gelingen kann, bedarf es zunächst einer **ungesättigten Deutung**, damit allmählich eine **gesättigte Deutung**

(Ferro, 2008; Will, 2016, 2018), ein gemeinsames Nachdenken möglich wird. Eine ungesättigte Deutung ist handlungsorientiert und durch Mehrdeutigkeit, keine Präzision, keine Klarheit oder Erklärungen charakterisiert. In ihrer Aussage bleibt sie vage und eröffnet den Möglichkeits- bzw. den Entwicklungsraum. Eine gesättigte Deutung ist in der Regel länger und ihr Modus des Erklärens unterstützt die therapeutische Ich-Spaltung, die das reflektierende Ich der Patient:in anspricht.

Die Deutungen werden in der ATP behutsam und oft in fragender Form angeboten. Die Therapeut:in achtet dabei besonders auf die körperlichen Reaktionen der Patient:in, die wichtige Hinweise auf die Resonanz der Deutung geben können. Diese Sensibilität für die körperliche Dimension der therapeutischen Interaktion ergänzt die verbale Kommunikation und ermöglicht eine ganzheitlichere Deutungsarbeit.

Abstinenz

Das Abstinenzprinzip wird in der ATP respektiert, erfährt jedoch eine spezifische Ausformung bedingt durch die Nähe-Distanz-Regulation körperorientierter Arbeit. Körperliche Berührungen sind – abgesehen von klar definierten therapeutischen Maßnahmen – zu vermeiden; zugleich wird auf eine unterstützende und respektvolle Haltung Wert gelegt.

Die Abstinenz in der ATP bedeutet auch, die Patient:in nicht durch Suggestionen oder Anweisungen bezüglich persönlicher Erfahrungen während der autogenen Regression zu lenken. Stattdessen wird eine Haltung des interessierten Beobachtens und der gemeinsamen Exploration gefördert. Diese zurückhaltende, aber präsente therapeutische Haltung schafft den Raum für die Eigenaktivität und Selbstexploration der Patient:in.

Die Neo-Psychoanalyse betont heute die Notwendigkeit einer **selektiven Abstinenz** (Ermann, 2017a). Die starre Abstinenzregel der klassischen Psychoanalyse führt zur Frustration basaler Bedürfnisse nach Kontakt und Resonanz und ist daher entwicklungshemmend. Ein kühles und distanziertes Beziehungsklima wird als Zurückweisung und Desinteresse erlebt. Auf dem intersubjektiven Hintergrund sprechen wir heute nach Stolorow und Orange (zit. nach Ermann, 2017b, S. 28) von einer „Konzeption der überlegten Selbstenthüllung". Diese Sichtweise nimmt an, dass es eine absolute Neutralität nicht gibt („Selbst Schweigen und Nichtantworten wäre eine Kommunikation!", Ermann, 2017b, S. 28). Daher sprechen wir heute von einem „dynamisch-funktionalen Prinzip" (Ermann, 2017b, S. 28) statt von einer starren Abstinenz, wobei das maßgebliche Kriterium ist, ob eine Mitteilung für die Patient:in hilfreich erscheint und für den Prozess nützlich ist.

Gruppendynamik

Im Gruppensetting der ATP kommen komplexe gruppendynamische Prozesse zum Tragen, in denen individuelle Erfahrungen gespiegelt, differenziert und in neue Kontexte gestellt werden. Die gemeinsame Erfahrung autogener Regression kann ein starkes Verbundenheitsgefühl stiften, aber auch regressive Ängste, insbesondere im Rahmen früher Gruppenerfahrungen, aktivieren.

Charakteristisch sind Prozesse von Identifizierung, Abgrenzung, Spiegelung und Resonanz der Gruppenmitglieder untereinander, wobei die Gruppe als sozialer Resonanzraum individuelle Erfahrungen validiert und normalisiert. Diagnostisch wie therapeutisch wird dies genutzt, um typische Beziehungsmuster sichtbar und korrigierende Erfahrungen möglich zu machen (Yalom, 1996).

Fazit

Die psychodynamischen Aspekte der ATP bilden ein umfassendes theoretisch-praktisches Gerüst, das die Integration von körperlichen und psychischen Dimensionen ermöglicht. Diese Integration ist ein zentrales Merkmal der ATP und unterscheidet sie von rein körperorientierten oder rein verbalen psychotherapeutischen Verfahren. Durch die Verbindung von körperlichen Erfahrungen mit psychodynamischen Konzepten wie Übertragung, Widerstand und Symbolisierung eröffnet die ATP einen umfassenden Zugang zur psychischen Realität der Patient:innen.

Die psychodynamische Perspektive der ATP berücksichtigt sowohl bewusste als auch unbewusste Prozesse und deren Wechselwirkung mit körperlichen Zuständen. Diese ganzheitliche Sichtweise ermöglicht ein tieferes Verständnis psychosomatischer Zusammenhänge und bietet differenzierte Interventionsmöglichkeiten. Die Flexibilität der ATP, zwischen körperlichen und psychischen Interventionsebenen zu wechseln, macht sie zu einem besonders vielseitigen psychotherapeutischen Verfahren, das an die individuellen Bedürfnisse und Möglichkeiten der Patient:in angepasst werden kann.

3 Grundbegriffe und Systematik der ATP

3.1 Phänomenologie

Die Phänomenologie der Autogenen Psychotherapie befasst sich mit den erlebbaren Veränderungen während der Übungen und im Therapieverlauf. Im Mittelpunkt der Grundstufe stehen die körperlichen Empfindungen, die durch gezielte Aufmerksamkeitslenkung auf bestimmte Körperregionen wahrgenommen werden (Schultz, 1932).

Typische Phänomene sind Schwere- und Wärmegefühle, Veränderungen des Herzschlags und der Atmung, Abnahme der Muskelspannung sowie weitere vegetative Umstellungen als Ausdruck einer Aktivierung des parasympathischen Nervensystems (Wallnöfer, 1980). Diese **organismische Umschaltung** bildet die physiologische Basis des autogenen Zustands, der sich durch erhöhte Selbstwahrnehmung und tiefe autogene Regression bei veränderter Zeitwahrnehmung und reduzierten Außenreizen auszeichnet (Krapf, 1988).

Die einzelnen Empfindungen – z.B. Schwere als Folge der Muskeltonusreduktion, Wärme durch periphere Gefäßerweiterung – sind physikalisch messbar. Die Wahrnehmung von Atmung und Herzschlag verändert sich ebenfalls; systematische Untersuchungen zeigen eine zunehmende „passive Konzentration" des Bewusstseins, also nach innen gerichtete, mühelose Wahrnehmung (Wallnöfer, 1980). Spontane Erscheinungen wie Kribbeln, Zuckungen oder veränderte Körpergrenzen werden als natürliche Ausdrucksformen des Organismus respektiert und in den therapeutischen Prozess integriert.

Auf psychischer Ebene treten Entspannung, innere Ruhe und gelöste Distanz zu belastenden Gedanken auf. Der autogene Zustand beschreibt einen Schwellenzustand zwischen Wachen und Schlafen mit wachem Bewusstsein und tief entspanntem Körper, verbunden mit einer Abnahme des gewohnten Gedankenstroms und leichterem Zugang zu unbewussten Inhalten. Dissoziative Phänomene wie Depersonalisation oder Derealisation können in milder, vorübergehender Form auftreten und ermöglichen eine tiefere psychische Verarbeitung (Hoffmann, 1990).

In Mittel- und analytischer Oberstufe wird die Phänomenologie um emotionale, kognitive und imaginative Prozesse erweitert (Krapf, 1989). Spontan auftretende innere Bilder, oft mit symbolischem Charakter, ermöglichen den Zugang zu implizitem Erleben und psychodynamisch bedeutsamen Inhalten. Synästhesien oder archetypische Bildfolgen werden als Ausdruck unbewusster Prozesse verstanden und therapeutisch genutzt (Wallnöfer, 1972). Persönliche Leitsätze und Leitbilder führen zu Erfahrungen wie innerer Klarheit oder emotionaler Integration (Hoffmann, 1989).

Die ATP fördert auch den Zugang zu einem breiten Spektrum emotionaler Erfahrungen vom tiefen autogenen Zustand bis zu emotionalen Entladungen; ängstliche Gefühle bzw. Unruhe können als Teil regressiver Prozesse auftreten und werden psychotherapeutisch bearbeitet. Die Fähigkeit zur Wahrnehmung, Differenzierung und Integration von Emotionen wird durch die Praxis der ATP gestärkt.

Ein zentrales Ziel der ATP ist die Entwicklung einer veränderten Selbstwahrnehmung, die sich in einer vertieften Körper- und Bedürfniswahrnehmung sowie einer besseren Integration von körperlichen, emotionalen und kognitiven Erfahrungsebenen niederschlägt. Die ATP ist dadurch weit mehr als eine reine Entspannungstechnik: Sie ist eine komplexe psychotherapeutische Methode, die nicht nur intrapsychische, sondern auch interpersonelle und gruppendynamische Phänomene berücksichtigt (Yalom, 1996).

3.2 Menschenbild

*„Der **Mensch** hat von dem anderen ein **Bild**,*
so wie er sein könnt, wie er ist!
Vor Freud gestimmt er nun ganz mild,
*ein **Welt**bild derzeit allerdings vermisst!“*
(Brigitte Bischof, 2025)

Das Menschenbild der ATP ist ganzheitlich und integrativ und vereint biologische, psychologische, soziale sowie spirituelle Dimensionen. Dieses Fundament prägt sämtliche theoretischen und praktischen Ansätze der ATP.

Im Mittelpunkt steht die Überzeugung, dass jeder Mensch ein natürliches Potenzial zur Selbstregulation, Selbstverwirklichung und Selbstheilung hat (Wallnöfer, 1992; Mauermann, 1979). Die therapeutische Aufgabe besteht darin, diese Ressourcen gezielt zu fördern, insbesondere durch das sogenannte bionome Prinzip: Jeder Mensch bringt einen inneren Bauplan mit, der die individuelle Entwicklung steuert. Die Förderung von Autonomie und Selbstwirksamkeit ist ein zentrales Anliegen.

Der Mensch wird als untrennbare Einheit körperlicher, seelischer und sozialer Prozesse verstanden. Die Methoden der ATP setzen auf allen Ebenen an und fördern ein integratives Gleichgewicht: körperlich, emotional, kognitiv sowie im sozialen Umfeld. Dabei strebt der Organismus nach Balance und Integration; Therapiebegleitung zielt darauf ab, Entwicklungshemmnisse zu lösen und Selbstregulation zu stärken – mit der Therapeut:in als unterstützender Begleiter:in statt steuernder Expert:in.

Ein weiteres zentrales Prinzip ist die Förderung von Autonomie und Eigenverantwortung: Die Patient:innen übernehmen aktiv Verantwortung für ihren Prozess und erleben durch selbstständige Übungen ihre Selbstwirksamkeit.

Die ATP misst unbewussten Anteilen psychischer Prozesse große Bedeutung bei, insbesondere werden durch autogene Methoden unbewusste Inhalte zugänglich gemacht und integriert, um Entwicklungsblockaden zu transformieren.

Das Menschenbild ist entwicklungsorientiert: Individuelle und archetypische Entwicklungsprozesse – vor allem auf Beziehungserfahrungen basierend – stehen im Mittelpunkt. Die therapeutische Beziehung eröffnet neue, korrigierende Erfahrungen und fördert kontinuierliche Entwicklung.

Auch die sozialpsychologische Perspektive findet Berücksichtigung: Menschen werden als einzigartige, aber soziale Wesen betrachtet, deren persönliche Weltsicht aus Erziehung und individueller Lebenserfahrung entsteht (Schachinger, 2019).

Wesentlich ist das Prinzip der Eigenverantwortung und Selbstfürsorge – als Haltung, liebevoll und achtsam mit sich selbst umzugehen und die eigene Entwicklung aktiv mitzugestalten (Musalek, 2025).

Psychische Störungen werden als Ausdruck blockierter Entwicklung verstanden. Die Therapie unterstützt mittels Integration prägender, unverarbeiteter Erfahrungen dabei, ein kohärentes Selbstbild zu entwickeln.

Die ATP anerkennt auch spirituelle Erfahrungen als integralen Bestandteil menschlicher Existenz, insbesondere mit Blick auf existenzielle und sinnbezogene Fragestellungen. Es wird Offenheit für individuelle Sinnfindung und Verbundenheit gefördert, ohne spezifische weltanschauliche Vorgaben zu machen.

Die kreative und symbolisierende Fähigkeit des Menschen wird besonders hervorgehoben: Die therapeutische Nutzung von Bildern, Symbolen und Sprache fördert psychische Entwicklung und Integration, besonders in der Arbeit mit inneren Bildern, die neue Formen des Selbstausdrucks eröffnen.

Fazit

Das Menschenbild der ATP beruht auf der Wertschätzung der Selbstregulation, der untrennbaren Verbindung von Körper – Seele – Sozialem, der Bedeutsamkeit des Unbewussten, entwicklungs- und beziehungsorientierter Begleitung und der Förderung kreativer Ressourcen. Therapeutische Veränderung erfolgt stets im Einklang mit der inneren Dynamik und Einzigartigkeit des Menschen.

4 Allgemeine und spezielle Praxis der ATP

Die praktische Durchführung der Autogenen Psychotherapie folgt bestimmten methodischen Grundlagen, die für den therapeutischen Erfolg von wesentlicher Bedeutung sind. Diese Grundlagen betreffen sowohl äußere Rahmenbedingungen als auch innere Haltungen und konkrete Übungsanleitungen. Ihre sorgfältige Beachtung schafft optimale Voraussetzungen für die Entfaltung der therapeutischen Wirkungen (Schultz, 1970). Die ATP kann bei einer Vielzahl von psychischen und psychosomatischen Störungen wirksam eingesetzt werden und bietet sowohl im Einzelsetting als auch in Gruppensituationen spezifische therapeutische Möglichkeiten. Ergänzende kreative Methoden wie Zeichnen, Malen und Formen erweitern die therapeutischen Möglichkeiten und unterstützen die Verarbeitung der während der autogenen Regression auftauchenden Inhalte.

4.1 Methodik

Äußere Bedingungen und innere Gestimmtheit

Für die Durchführung der Autogenen Psychotherapie ist das Schaffen optimaler äußerer Bedingungen von zentraler Bedeutung, da sie einen nutzbringenden Rahmen für die innere Erfahrung und das Erlernen der Methode bieten. Eine ruhige, störungsfreie Umgebung mit einer angenehmen Raumtemperatur, einer komfortablen Sitz- oder Liegegelegenheit und einer gedämpften Atmosphäre gilt als förderlich (Binder & Binder, 1987).

Mit zunehmender Erfahrung entwickelt die Patient:in die Fähigkeit, die ATP auch unter weniger optimalen Umgebungsbedingungen erfolgreich anzuwenden und den autogenen Zustand auf vielfältige Alltagssituationen zu übertragen (Binder & Binder, 1987).

Von ebenso großer Bedeutung ist die innere Haltung der Patient:in. Eine passive, rezeptive Konzentration ist essenziell; diese von Schultz als **konzentrierte Selbstentspannung** beschriebene Haltung verbindet paradoxerweise fokussierte Aufmerksamkeit mit dem Geschehenlassen, was den Zugang zu automatischen Selbstregulationsprozessen ermöglicht. Die Qualität dieses Zugangs kann nicht willentlich herbeigeführt werden, sondern entwickelt sich allmählich unter therapeutischer Begleitung und mit Übung.

Wesentlich für die Wirksamkeit der ATP sind Gelassenheit gegenüber dem Fortschrittsprozess, Geduld und die Bereitschaft zur Akzeptanz von Schwierigkeiten. Ungeduld oder Leistungsdruck wirken sich hingegen kontraproduktiv aus; die Übung sollte frei von spezifischen Erfolgserwartungen ausgeführt werden. Das Loslassen solcher Erwartungen begünstigt die Entwicklung natürlicher Entspannungsprozesse und fördert den therapeutischen Erfolg (Wallnöfer, 2003).

Die optimale innere Gestimmtheit ist geprägt von einer nach innen gerichteten, beobachtenden Aufmerksamkeit gegenüber körperlichen und psychischen Phänomenen sowie von der Fähigkeit, diese bewusst wahrzunehmen, ohne sie kontrollieren zu wollen. Die Entwicklung einer solchen Haltung kann nicht erzwungen werden und erfordert eine behutsame und geduldige therapeutische Begleitung. Hierbei steht die Therapeut:in hilfreich zur Seite und unterstützt die Patient:in schrittweise bei der Kultivierung dieser inneren Einstellung.

Ruhetönung

Ein besonderes Verfahren innerhalb der ATP ist die sogenannte Ruhetönung, die zu Beginn der Grundstufe als diagnostisches und stimmungsregulierendes Element eingesetzt wird. Bereits das initiale Ausprobieren der Ruhetönung gibt Hinweise darauf, wie Patient:innen aktuell mit dem Thema Ruhe umgehen und welche biografischen Erfahrungen diesbezüglich internalisiert wurden. Die Reaktion auf diesen Versuch reflektiert die individuelle Fähigkeit, Ruhe zu erfahren und zuzulassen.

Die Ruhetönung bezeichnet einen Zustand tiefgreifender körperlicher und psychischer Entspannung, der durch die konsequente Anwendung der Grundstufe erzielt wird (Krapf, 1988). Physiologisch ist sie durch eine Umschaltung vom sympathischen zum parasympathischen Aktivitätsmodus gekennzeichnet, die sich in messbaren Veränderungen wie verlangsamtem Puls, vertiefter Atmung, modifizierten Elektroenzephalogramm-Mustern, Vasodilatation (Erweiterung der Blutgefäße) und einer Reduktion des Muskeltonus manifestiert (Binder, 1987).

Die Methodik der Ruhetönung umfasst einen einfachen, positiv formulierten Übungssatz – wie „Ich bin ganz ruhig" –, der zu einem definierten Zeitpunkt im Ablauf der Übungen innerlich wiederholt wird, ohne aktive Willensanstrengung. Diese Formulierung fungiert als Aufmerksamkeitsanker und als Signal an das autonome Nervensystem, den Organismus in einen Zustand der Entspannung zu überführen (Schultz, 1970).

Obwohl individuell modifizierbar, sollte die Ruhetönung möglichst prägnant und affirmativ gehalten sein. Sie bildet die Basis für alle darauffolgenden Übungen innerhalb der ATP und fungiert als mentaler Übergangsraum zwischen dem Alltagsbewusstsein und dem Zustand der autogenen Regression. Durch regelmäßige Wiederholung wird eine konditionierte Körperreaktion etabliert, die es den Patient:innen mit zunehmender Übung erlaubt, tiefer und schneller in den gewünschten Zustand einzutreten.

Psychologisch bewirkt die Ruhetönung Gefühle der Gelassenheit, der inneren Ruhe und ein erhöhtes Bewusstsein für Selbstwahrnehmung (Krapf, 1989). Sie schafft optimale Voraussetzungen für weiterführende psychotherapeutische Arbeit in der Mittel- und analytischen Oberstufe, indem sie den Zugang zu unbewussten Inhalten erleichtert und die Integration verschiedener Erlebensdimensionen fördert.

Übungshaltungen

In der ATP werden verschiedene Körperhaltungen für die Übungen eingenommen, wobei jede spezifische Vor- und Nachteile hat. Drei klassische Positionen wurden von Schultz (1932) beschrieben:

Die **Lehnstuhlhaltung** ist eine passive Sitzhaltung, bei der die Patient:in bequem, auf einem Stuhl, wenn möglich mit Rückenlehne, sitzt, die Füße flach auf dem Boden, der Oberkörper leicht nach vorne gebeugt, die Unterarme auf den Oberschenkeln ruhend, der Kopf locker nach vorne geneigt.

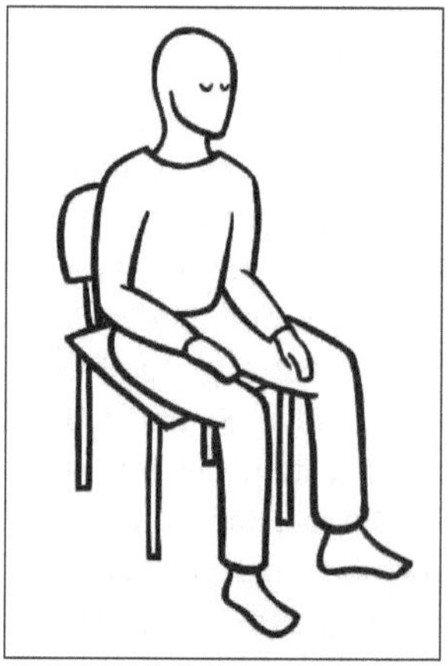

Abb. 9: Haltung mit Lehnstuhl, Augen geschlossen (Darstellung: Biskup, 2025; modifiziert nach Krampen, 1991, S. 30). Mit freundlicher Genehmigung des Hogrefe Verlages.

Die **Liegehaltung**, bei der die Patient:in auf dem Rücken liegt, die Arme locker neben dem Körper, die Beine leicht gespreizt, eventuell mit einem flachen Kissen unter dem Kopf, ermöglicht die tiefste Entspannung, birgt aber die Gefahr des Einschlafens. Sie eignet sich besonders für die häusliche Übungspraxis oder für Patient:innen mit muskulären Verspannungen, die in der Sitzhaltung schwer lösbar sind.

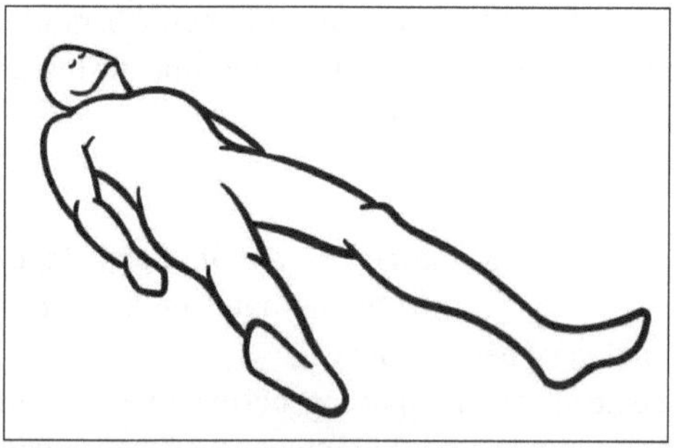

Abb. 10: Haltung im Liegen, Augen geschlossen (Darstellung: Biskup, 2025; modifiziert nach Krampen, 1991, S. 32). Mit freundlicher Genehmigung des Hogrefe Verlages.

Die **Droschkenkutscherhaltung**, bei der die Patient:in aufrecht auf einem Stuhl ohne Lehne oder auf einem Hocker sitzt, die Hände locker im Schoß, wird vor allem in Gruppensituationen oder bei bestimmten therapeutischen Indikationen verwendet. Sie fördert die Wachheit und eignet sich für Patient:innen, die zu starker Schläfrigkeit oder Regression neigen (Binder & Binder, 1987). Diese Haltung ist für Anfänger:innen oft am besten geeignet, da sie ein gutes Gleichgewicht zwischen Entspannung und Wachheit ermöglicht und in vielen Alltagssituationen unauffällig eingenommen werden kann (Schultz, 1970).

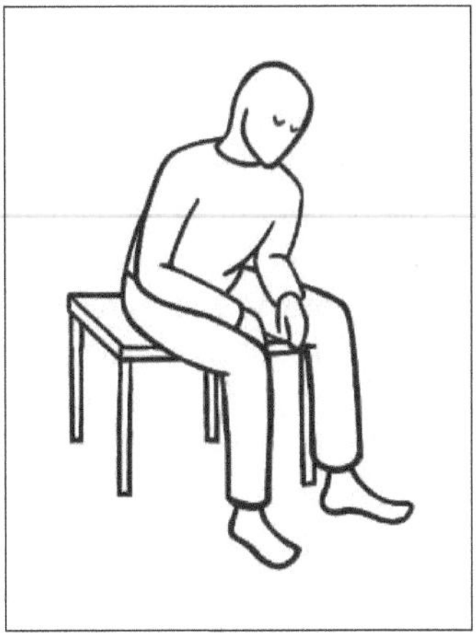

Abb. 11: Droschkenkutscherhaltung, Augen geschlossen (Darstellung: Biskup, 2025; modifiziert nach Krampen, 1991, S. 31). Mit freundlicher Genehmigung des Hogrefe Verlages.

Zur Ruhe finden heißt in etwa: „Einnehmen der Körperhaltung: Einstellung der Beine, Oberkörper aufrichten, Arme hängen lassen, im Oberkörper zusammensinken, Augen zu, Auspendeln und Ruhe finden, Unterarme auf Oberschenkel" (Krampen, 1992, S. 29).

Die Wahl der Übungshaltung richtet sich nach den individuellen Bedürfnissen der Patient:innen, dem Übungskontext und dem therapeutischen Ziel. Im Verlauf der Therapie kann zwischen verschiedenen Haltungen gewechselt werden, um unterschiedliche Erfahrungsqualitäten zu ermöglichen oder spezifische therapeutische Ziele zu unterstützen.

Übungshäufigkeit und Übungsdauer

Für einen optimalen therapeutischen Erfolg ist eine regelmäßige, strukturiert angelegte Übungspraxis unerlässlich. Empfohlen wird, die Grundstufe idealerweise dreimal täglich für jeweils 3–5 Minuten zu praktizieren, während für Anfänger:innen meist zwei Übungseinheiten – morgens und abends – als praktikabler gelten. Mit zunehmender Erfahrung lassen sich sowohl Frequenz als auch Übungsdauer den individuellen Bedürfnissen und Fortschritten anpassen. Dabei ist die Regelmäßigkeit der Anwendung bedeutsamer als die Gesamtdauer einzelner Sitzungen (Stetter & Kupper, 2002). Insbesondere für Anfänger:innen empfehlen sich kürzere, jedoch regelmäßigere Einheiten, da diese Motivation und Compliance unterstützen.

Die Beherrschung der Grundstufe und die Vertiefung der ATP-Techniken stellen einen individuell zu gestaltenden Prozess dar, der kontinuierlich über Monate und Jahre fortgeführt werden kann (Krampen, 1992).

Im therapeutischen Kontext erfolgt zunächst eine ausführliche Anleitung durch die Therapeut:in, gefolgt von der Durchführung der Übungen in der Therapiesitzung. Parallel dazu beginnt die Patient:in mit dem selbstständigen Üben im häuslichen Umfeld.

Zu betonen ist die Wichtigkeit, die ATP ausschließlich bei entsprechend qualifizierten, psychotherapeutisch befugten und fachspezifisch ausgebildeten Therapeut:innen zu erlernen. Etwaige Probleme resultieren zumeist aus unsachgemäßer Anwendung durch ungeeignete Anbieter:innen oder fehlerhafte Eigenanwendung, weniger aus der Methode selbst. Insbesondere bei nicht autorisierten, selbsternannten Therapeut:innen entstehen erhebliche Fehlerquellen bis hin zu Nebenwirkungen.

Zurücknehmen

Das Zurücknehmen am Ende jeder Übung ist ein wichtiger Bestandteil der ATP-Methodik. Es besteht aus einer festgelegten Sequenz: Zunächst ballen die Patient:innen die Hände zu Fäusten und spannen die Armmuskulatur an, dann strecken sie die Arme und verstärken die Muskelspannung, nehmen einen tiefen Atemzug und öffnen schließlich die Augen. Diese Sequenz sollte nach jeder Übungseinheit durchgeführt werden (außer abends, wenn die Übung unmittelbar vor dem Einschlafen erfolgt), um den Organismus aus dem Entspannungszustand zurück in den normalen Wachzustand zu führen (Schultz, 1970).

Das korrekte Zurücknehmen verhindert Beeinträchtigungen wie Benommenheit oder Kopfschmerzen, die bei abruptem Beenden der Übung auftreten können. Es signalisiert dem Körper und der Psyche den Abschluss des autogenen Zustands und die Rückkehr zur Alltagsaktivität. Ein korrektes Zurücknehmen ist besonders wichtig, um nach der Übung wieder voll aktiv sein zu können.

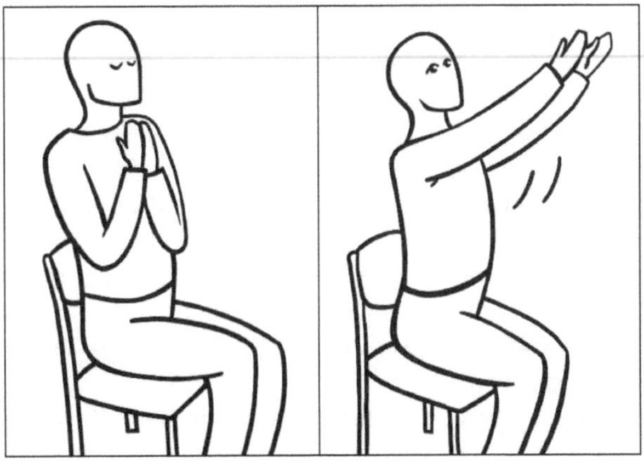

Abb. 12, 13: Zurücknehmen nach den Übungssätzen: a) Augen zu, Arme an; b) Arme weg, Augen auf (Darstellung: Biskup, 2025; modifiziert nach Krampen, 1991). Mit freundlicher Genehmigung des Hogrefe Verlages.

4.2 Indikationen und Kontraindikationen

Die Autogene Psychotherapie kann bei einer Vielzahl von psychischen, psychosomatischen und körperbezogenen Störungen wirksam eingesetzt werden. Gleichzeitig gibt es Zustände und Bedingungen, bei denen die ATP nicht oder nur mit besonderer Vorsicht angewendet werden sollte. Eine sorgfältige klinische Beurteilung ist daher vor Beginn einer ATP-Behandlung unerlässlich (Stetter & Kupper, 2002).

Indikationen

ATP empfiehlt sich insbesondere bei funktionellen Störungen des vegetativen Nervensystems, etwa bei Herz-, Kreislauf-, Atmungs- und Magen-Darm-Beschwerden ohne erkennbare organische Ursache. Auch chronische Schmerzsyndrome – wie Kopfschmerzen, Migräne und Rückenschmerzen – können durch die vegetativ ausgleichende und entspannungsfördernde Wirkung gebessert werden (Zeier, 1997; Stetter & Kupper, 2002).

Im psychischen Bereich bewährt sich ATP bei leichten bis mittelschweren depressiven Episoden, Anpassungsstörungen, ängstlichem Erleben und Angststörungen sowie zur unterstützenden Behandlung bei Suchterkrankungen, insbesondere als Rückfallprophylaxe und zur Stabilisierung in der Abstinenzphase (Manzoni et al., 2008; van der Kolk, 2014). Sie kommt zudem bei Schlafstörungen, Erschöpfungszuständen, Stressfolgeerkrankungen und vegetativer Übererregbarkeit erfolgreich zum Einsatz (Stetter & Kupper, 2002).

Neben diesen therapeutischen Indikationen kann die Autogene Psychotherapie gesundheitsfördernd im Rahmen der Prävention, zur Stressbewältigung und Resilienzstärkung bei gesunden sowie bei psychisch und körperlich vorbelasteten Menschen eingesetzt werden (Manzoni et al., 2008).

Kontraindikationen

Die Anwendung der ATP ist in bestimmten Fällen kontraindiziert. Zu den wichtigsten absoluten Kontraindikationen zählen akute psychotische Zustände, schwere depressive Episoden mit Suizidalität, akute manische Phasen sowie Delir oder ausgeprägte Ich-Struktur-Störungen (Krampen, 2008; van der Kolk, 2014).

Auch bei schweren Herzrhythmusstörungen und bestimmten organischen Erkrankungen (z. B. Glaukom oder ausgeprägte Hypotonie) ist von einer Anwendung – je nach spezifischer Übung – abzusehen (Stetter & Kupper, 2002). Relative Kontraindikationen bestehen bei ungelösten Traumata, schweren dissoziativen Störungen und unsicherer Ich-Struktur, da in solchen Fällen durch die psychophysiologische Entspannung und den Zugang zu unbewussten Prozessen das Risiko von Destabilisierung oder Retraumatisierung besteht (Manzoni et al., 2008; van der Kolk, 2014). Eine besonders achtsame und differenzierte therapeutische Herangehensweise ist hier notwendig.

Fazit

Die ATP ist eine klinisch vielseitig einsetzbare Methode. Die Indikationsstellung sowie die Beurteilung eventueller Kontraindikationen gehören daher in die Hände erfahrener, qualifizierter Therapeut:innen. Eine interdisziplinäre Abstimmung – insbesondere bei komplexen somatischen oder psychiatrischen Krankheitsbildern – ist bei Bedarf einzuleiten (Bischof, 2004, 2006). Eine sorgfältige Diagnostik, patient:innenzentrierte Individualisierung und qualifizierte therapeutische Begleitung sind daher unabdingbar für den erfolgreichen und risikoarmen Einsatz im klinischen Alltag (Stetter & Kupper, 2002; Krampen, 1992).

4.3 Settings

ATP im Einzelsetting

Das Einzelsetting stellt für die Durchführung einen besonders günstigen Rahmen dar, da es eine individualisierte Behandlung und eine intensive, vertrauensvolle Beziehung zwischen Patient:in und Therapeut:in ermöglicht. In diesem Kontext können auch schambesetzte oder schwierige Themen in einer unterstützenden Atmosphäre bearbeitet werden, wobei die Therapeut:in das Vorgehen flexibel an die spezifischen Bedürfnisse sowie den aktuellen Entwicklungsstand der Patient:in anpassen kann.

Spezifische Schwierigkeiten beim Erlernen und Anwenden der ATP lassen sich im Einzelsetting unmittelbar identifizieren und differenziert bearbeiten. Nebenwirkungen oder unerwartete Reaktionen können zeitnah thematisiert und durch geeignete Modifikationen des therapeutischen Ansatzes aufgefangen werden. Die ausführliche Nachbesprechung der Übungserfahrungen ermöglicht eine vertiefte Reflexion und die Einbindung individueller biografischer Aspekte in die therapeutische Arbeit.

Insbesondere für Patient:innen mit komplexen oder chronischen Störungsbildern, starker Symptomatik oder besonderen therapeutischen Anforderungen bietet das Einzelsetting klare Vorteile. Ebenso profitieren Patient:innen, die Schwierigkeiten in Gruppensituationen haben oder auf Vertraulichkeit angewiesen sind, von diesem intensiven Format. Das Einzelsetting ist optimal geeignet für eine psychodynamische Exploration und Verarbeitung der in der ATP auftauchenden Inhalte.

ATP im Gruppensetting

Das Gruppensetting nutzt die besonderen Wirkmechanismen der Gruppentherapie und bietet zahlreiche Vorteile für die psychotherapeutische Arbeit. Die Erfahrung des Austausches und die Bewältigung ähnlicher Herausforderungen innerhalb einer Gruppe haben eine entlastende und normalisierende Wirkung; das Wissen, mit Problemen nicht allein zu sein, fördert Akzeptanz und Motivation. Der Austausch von Erfahrungen und Bewältigungsstrategien eröffnet neue Perspektiven und intensiviert den Lernprozess gemeinsam mit anderen.

Soziale Lernprozesse werden im Gruppensetting gezielt gefördert, indem Patient:innen von den Fortschritten und Strategien der anderen profitieren und gegenseitige Unterstützung und Motivation die Übungstreue und das Durchhaltevermögen stärken. Gruppendynamische Prozesse können therapeutisch genutzt werden, etwa zur Bearbeitung interpersoneller Schwierigkeiten oder zur Entwicklung sozialer Kompetenzen. Die Gruppe fungiert zudem als Übungsraum, in dem ATP-Erfahrungen direkt in soziale Kontexte integriert werden können und das soziale Funktionieren gestärkt werden kann.

Das Gruppensetting ist besonders geeignet für Patient:innen mit weniger schwerer Symptomatik, die von sozialen Interaktionen profitieren, und bietet zudem ökonomische Vorteile, da eine größere Anzahl an Patient:innen gleichzeitig behandelt werden kann. Der Gruppenrahmen erleichtert die Integration der Therapie in den Alltag und fördert die Entwicklung von sozialen Fertigkeiten durch praktische Übungen.

Typischerweise gliedert sich eine Gruppensitzung in eine Eingangsrunde mit Erfahrungsaustausch, eine von der Therapeut:in initiierte ATP-Übung sowie eine nachfolgende Runde zum Austausch über die Erlebnisse und Schwierigkeiten während der Sitzung. Ein Ausblick auf das eigenständige Üben sowie die Planung für die Folgesitzung vervollständigen das strukturierte therapeutische Vorgehen im Gruppenkontext.

Kombination von Einzel- und Gruppensetting

Oft ist eine Kombination von Einzel- und Gruppensetting optimal, da die Vorteile beider Ansätze genutzt werden können. Eine häufige Vorgehensweise ist es, zunächst mit Einzelsitzungen zu beginnen, um die Grundtechniken zu vermitteln und eine stabile therapeutische Beziehung aufzubauen. Anschließend kann die Patient:in in eine Gruppe integriert werden, um von den Gruppenprozessen zu profitieren.

Die Kombination ermöglicht es, individuelle Schwierigkeiten im Einzelsetting zu bearbeiten, während gleichzeitig die sozialen und motivationalen Aspekte des Gruppensettings genutzt werden. Manche Patient:innen profitieren von parallelen Einzel- und Gruppensitzungen, andere von einem sequenziellen Vorgehen.

Die Entscheidung über das optimale Setting sollte individuell getroffen werden, basierend auf der Symptomatik, den persönlichen Präferenzen und den Therapiezielen der Patient:in. Flexible Ansätze, die eine Anpassung im Verlauf der Behandlung ermöglichen, sind oft am erfolgreichsten (Wallnöfer, 1980).

4.4 Gestaltung und Behandlung

Die Integration kreativer und gestalterischer Methoden in die ATP erweitert die therapeutischen Möglichkeiten erheblich und kann den Zugang zu unbewussten Inhalten erleichtern. Diese Methoden ermöglichen es, nonverbale Erfahrungen auszudrücken und zu bearbeiten, die während der autogenen Regression auftreten können.

Zeichnen, Malen und Formen

Kreative Ausdrucksformen wie Zeichnen, Malen und plastisches Gestalten sind wichtige Ergänzungen zur verbalen Bearbeitung in der ATP. Sie ermöglichen es, Erfahrungen und Empfindungen auszudrücken, die sich schwer in Worte fassen lassen. Oft können durch kreative Gestaltung unbewusste Konflikte und Themen sichtbar gemacht werden, die verbal noch nicht zugänglich sind (Schultz & Luthe, 1969).

Das Malen oder Zeichnen nach einer ATP-Sitzung kann helfen, die während der Regression auftauchenden Bilder, Symbole oder Empfindungen festzuhalten und zu konkretisieren. Die Gestaltung erfolgt meist spontan und ohne ästhetische Ansprüche, wobei der Fokus auf dem therapeutischen Wert liegt. Verschiedene Materialien können verwendet werden: Bleistifte, Buntstifte, Wasserfarben, Ton oder andere formbare Materialien.

Plastisches Gestalten mit Ton oder anderen formbaren Materialien kann besonders intensive Körper- und Beziehungserfahrungen ermöglichen. Die haptische Qualität des Materials spricht andere Sinneserfahrungen an als das zweidimensionale Gestalten und kann zu anderen Erkenntnissen und Erfahrungen führen (Rosa, 2004).

Die Methode des **Aufdeckens durch Gestalten vor und nach dem autogenen Training** nach Heinrich Wallnöfer stellt eine innovative Ergänzung zur Autogenen Psychotherapie dar. Dabei fertigen Patient:innen jeweils vor und nach der ATP-Übung eine Zeichnung an, deren Vergleich Veränderungen in Stimmung, Erleben oder Problemwahrnehmung deutlich werden lässt (Wallnöfer, 1992, 1996). Die Gestaltung vor der Übung spiegelt den aktuellen psychischen Zustand sowie bestehende Probleme wider, während die Nachgestaltung oftmals Veränderungen durch Entspannung und Regression zeigt; hier können sich Lösungsansätze und neue Perspektiven manifestieren, die zuvor nicht bewusst waren. Die therapeutische Besprechung und Nutzung dieser visuellen Veränderungen ermöglichen eine vertiefte Bearbeitung von unbewussten psychischen Prozessen (Wallnöfer, 1992).

Die Integration psychologischer Farbwahlprinzipien, beispielsweise nach den Konzepten von Lüscher, erlaubt eine diagnostische und therapeutische Vertiefung, da die Farbauswahl zusätzliche Informationen über den Zustand und die Entwicklung der Patient:in liefert (Lüscher, 1984). Diese gestaltungsorientierte Methode eignet sich besonders zum Lösen innerer Blockaden und zur Visualisierung individueller Entwicklungsprozesse (Wallnöfer, 1996). Eine systematische Dokumentation der Gestaltungen über den Therapieverlauf hinweg bietet wertvolle Einblicke in den therapeutischen Fortschritt und fördert das Bewusstsein für den eigenen Heilungsprozess. Patient:innen können dabei oft selbst unerwartete Veränderungen entdecken, die zur Stärkung der Selbstwahrnehmung und Eigenkompetenz beitragen.

Dazu zwei Fallvignetten (Wallnöfer, 1992, 1996):

Fallvignette 1: Ein 40-jähriger Mann mit psychosomatischen Beschwerden und einem Vaterproblem zeichnet vor der autogenen Übung den „sehr gefürchteten" Vater von hinten. Danach zeigt seine Zeichnung deutlich, was er gern mit ihm gemacht hätte. Solche Erkenntnisse sind zunächst oft sehr erschreckend, können aber in weiterer Folge gut bearbeitet werden. Auch wenn der Vater ein Alkoholiker und ein Tyrann ist, bleibt er der Vater und Vatermord-Fantasien müssen erst verarbeitet werden. Wenn sie im Rahmen der Therapie auftauchen, können sie mithilfe der Therapeut:in bereinigt und integriert werden.

Fallvignette 2: Ein anderes Beispiel zeigt, wie ein eindeutig sexueller Wunsch, modelliert aus leuchtend rotem Plastilin vor der autogenen Übung, sich nach der Übung in eine blaue Schlange (seit uralter Zeit ein Symbol der Versuchung) verwandeln und einen Verdrängungsprozess sichtbar machen kann.

Nachbesprechen

Das Nachbesprechen der Übungen ist ein integraler Bestandteil der Autogenen Psychotherapie. Nach jeder Sitzung sollten die während der autogenen Regression erlebten Erfahrungen, Empfindungen und Phänomene gemeinsam reflektiert werden, da dies nicht nur der Kontrolle und Sicherheit dient, sondern auch einen wichtigen therapeutischen Prozess darstellt (Schultz, 1970).

In der Anfangsphase konzentriert sich das Nachbesprechen vor allem auf die Wahrnehmung körperlicher Sensationen wie Schwere, Wärme, Atmung und Herzschlag. Die Therapeut:in beobachtet das Auftreten und die Intensität dieser Phänomene sowie eventuelle Schwierigkeiten, um die korrekte Durchführung der Übung sicherzustellen und gegebenenfalls Anpassungen vorzunehmen.

Mit zunehmender Erfahrung und insbesondere in der Mittel- und analytischen Oberstufe gewinnt das Nachbesprechen an psychodynamischer Tiefe. Hier werden auch aufgetretene Bilder, Symbole, Erinnerungen oder emotionale Reaktionen besprochen und mit biografischen Themen sowie aktuellen Konflikten der Patient:in verknüpft. Mittels gezielter Fragen und therapeutischer Anregungen fördert die Therapeut:in eigenständige Deutungen und unterstützt die Verarbeitung der Übungserfahrungen im Lebenskontext der Patient:in (Wallnöfer, 1980). Eine offene, wertfreie Atmosphäre ist für das Nachbesprechen essenziell; vorgefertigte Interpretationen werden vermieden, um den Patient:innen Raum für ihre individuellen Assoziationen zu geben.

Durcharbeiten

Das Durcharbeiten ist ein Konzept, das ursprünglich aus der Psychoanalyse stammt und von Freud geprägt wurde (Freud, 1914b). In der ATP bezeichnet es den Prozess der wiederholten und vertiefenden Bearbeitung von Themen, Konflikten oder Erfahrungen, die während der autogenen Regression auftreten. Es geht dabei nicht um eine einmalige Bearbeitung, sondern um einen längeren Prozess, in dem bestimmte Themen aus verschiedenen Blickwinkeln und in verschiedenen Kontexten bearbeitet werden.

Das Durcharbeiten in der ATP kann verschiedene Formen annehmen: die wiederholte Konfrontation mit problematischen Inhalten, die schrittweise Bearbeitung komplexer Traumata oder Konflikte, die Integration verschiedener Aspekte eines Themas oder die Verknüpfung von Übungserfahrungen mit biografischen Erfahrungen. Dieser Prozess erfordert Zeit und Geduld, sowohl von der Patient:in als auch von der Therapeut:in.

In der praktischen Durchführung bedeutet Durcharbeiten, dass bestimmte Themen oder Symbole, die in den ATP-Sitzungen auftreten, über mehrere Sitzungen hinweg bearbeitet werden. Dabei können verschiedene methodische Vorgehensweisen eingesetzt werden: verbale Exploration, kreative Gestaltung oder imaginative Vertiefung. Das Ziel ist es, ein tieferes Verständnis und eine nachhaltige Veränderung zu erreichen.

Verarbeitung

Die abschließende Phase, die als Verarbeitung bezeichnet wird, zielt über die reine Symptomlinderung hinaus auf die umfassende Integration der in der Therapie gewonnenen Erfahrungen in das alltägliche Leben und das Selbstkonzept der Patient:innen ab (Mertens, 2002). Diese Phase beinhaltet zunächst die kognitive Verarbeitung, bei der die Patient:in lernt, die während der autogenen Regression gemachten Erfahrungen zu reflektieren, einzuordnen und gegebenenfalls alte Überzeugungen und Perspektiven neu zu bewerten. Dadurch können tiefgreifende Veränderungen in bestehenden Denkmustern und Lebensstrategien entstehen.

Parallel dazu erfolgt die emotionale Verarbeitung, bei der im Zuge der ATP oft verdrängte oder abgespaltene Gefühle bewusst gemacht und integriert werden müssen. Dies erlaubt den Patient:innen, emotionale Blockaden zu überwinden und ihre emotionale Selbstregulation zu stärken.

Ein wesentlicher Bestandteil der Verarbeitung ist die Entwicklung eines kohärenten Selbstnarrativs: Die therapeutischen Erfahrungen werden in die Lebensgeschichte und Identität der Patient:in eingebettet. Dies ist insbesondere bei Patient:innen mit fragmentierten Selbststrukturen oder Identitätsstörungen bedeutsam (Schiepek, 2011). Ein weiteres zentrales Element ist die Übertragung der während der ATP erworbenen Fähigkeiten – wie verbesserte Entspannungsfähigkeit, gesteigerte Selbstwahrnehmung und neue Bewältigungsstrategien – in den Alltag.

Der Verarbeitungsprozess gestaltet sich individuell. Während manche Patient:innen mehr Zeit für die kognitive Integration benötigen, stehen bei anderen die emotionalen Aspekte im Vordergrund. Die Therapeut:in begleitet diesen Prozess flexibel, passt Interventionen entsprechend an und unterstützt die aktive Beteiligung der Patient:in. Der Erfolg der Verarbeitung zeigt sich in einer nachhaltigen Verbesserung der Symptomatik, einer erhöhten Lebensqualität sowie einer stärkeren Bewältigungsfähigkeit. Zentral ist, dass die Patient:in eigenverantwortlich am Verarbeitungsprozess teilnimmt und dabei kontinuierliche Selbstreflexion pflegt.

Insgesamt bestätigt sich die ATP als ein vielschichtiges und flexibel einsetzbares Verfahren mit einem breiten Anwendungsspektrum. Die Integration kreativer Ansätze und die Möglichkeit zur tiefenpsychologischen Bearbeitung erweitern die therapeutischen Potenziale der Methode erheblich. Die professionelle Durchführung durch qualifizierte Therapeut:innen sowie die Beachtung von Kontraindikationen sind für therapeutischen Erfolg und Patient:innensicherheit unabdingbar.

Hier muss noch betont werden, dass es sehr wichtig ist, die Methodik der ATP ausschließlich bei qualifizierten, fachkundigen Therapeut:innen zu erlernen. Probleme mit der Grundstufe entstehen meist durch unsachgemäße Anwendung durch unqualifizierte oder selbsternannte Anbieter:innen oder durch eigenständige, fehlerhafte Durchführung der Patient:innen, etwa mithilfe von Büchern oder DVDs. Besonders riskant sind laienhafte Mischformen mit anderen Methoden und unsachgemäßer Symbolgebrauch, was insbesondere bei Kindern schädlich sein kann. Die Dunkelziffer negativer Erfahrungen mit der Grundstufe ist vermutlich hoch, wobei Betroffene häufig mit psychosomatischen Beschwerden ärztliche Hilfe suchen. Für eine sachgerechte Behandlung sind fundierte Kenntnisse zu psychosomatischen Erkrankungen und psychodynamischen

Zusammenhängen notwendig. Risiken und Nebenwirkungen werden oft unterschätzt und die Methode wird häufig mit einem „Laissez-faire-Stil" verwechselt oder man verlässt sich zu sehr auf die Selbstheilungskräfte der Patient:innen.

Fallvignette: Ein Patient, der die Grundstufe eigenständig aus einem Buch erlernte, entwickelte starke körperliche Beschwerden und Ängste, ohne die Ursache zu verstehen. Er ignorierte das erste Unwohlsein während der Schwereübung. In der Anamnese zeigte sich, dass biografische Belastungen – insbesondere die dauerhafte Betonung von „Schwere" durch seine Mutter, eine Kriegswitwe – unbewusst Einfluss nahmen. Er hatte nicht nur die Lebensschwere seiner Mutter übernommen, sondern fühlte sich (unbewusst) auch schuldig, eine Belastung für sie zu sein, was zur Verschlechterung seines Zustands beitrug (Bischof, 2014).

Die fachspezifisch ausgebildete Therapeut:in unterstützt die Patient:in bei der Entwicklung einer regelmäßigen Übungspraxis und bespricht auftretende Schwierigkeiten. Die Übungshäufigkeit und -dauer werden an die individuellen Bedürfnisse und Lebensumstände der Patient:in angepasst. Eine flexible, aber kontinuierliche Übungspraxis fördert die Integration der ATP in den Lebensstil der Patient:in und unterstützt die langfristige Wirksamkeit.

5 Grundstufe der ATP

Die Grundstufe der Autogenen Psychotherapie, die häufig als Autogenes Training bezeichnet wird, bildet einen integralen Bestandteil der Autogenen Psychotherapie. Es ist der erste Schritt eines umfassenden psychotherapeutischen Prozesses. Sie bildet das Fundament des gesamten Verfahrens und besteht aus sechs Übungen, die in einer festgelegten Reihenfolge erlernt werden und auf spezifische Körperbereiche ausgerichtet sind. Jede dieser Übungen ist mit bestimmten physiologischen Prozessen verbunden und hat spezifische psychosomatische Bezüge. Sie zielen auf den **autogenen Zustand bzw. auf tiefe autogene Regression** und Selbstregulation verschiedener Körpersysteme ab und führen sowohl zu einer umfassenden psychophysischen Entspannung als auch vorbereitend zu unbewussten Konfliktpotenzialen.

5.1 Theoretische Grundlagen

Die Grundstufe basiert auf der Annahme, dass gezielte körperorientierte Übungen einen Ruhezustand und eine psychische Entspannung erzeugen. Dies erleichtert den Zugang zu unbewussten Inhalten und schafft die Basis für weiterführende therapeutische Arbeit. Zentral ist hierbei die bewusste Körpererfahrung, die zur Ausbildung eines stabilen Körperschemas (Gaddini et al., 2001) und zur Integration des Selbst beiträgt. Die sensorischen Erfahrungen in der Grundstufe zielen nicht vorwiegend auf den Körper als äußeres Objekt, sondern fördern die Entwicklung des Selbst und eines „lebendigen" inneren Erlebens (Pötz, 2004). Durch kontinuierliche, wiederholte Übungen innerhalb einer unterstützenden therapeutischen Beziehung werden Sicherheit und ein Gefühl von Kontinuität gefördert.

Das Autogene Prinzip betont, dass die Übenden selbst die Kontrolle über Tiefe und Dauer des Prozesses behalten, was die Gleichberechtigung und die intersubjektiven Beziehungserfahrungen im Hier und Jetzt in der Therapie stärkt. Die Übungen wirken vorrangig auf das vegetative Nervensystem: Sie fördern die Erholung durch Stärkung des Parasympathikus und helfen, die Effekte von Stress abzubauen. Die individuelle Wahrnehmung der Körperempfindungen führt zu einer besseren Differenzierung, einem integrierten Körperschema und der Verankerung des Selbst im Körper.

Der Therapieraum dient als geschützter Bereich, in dem Entwicklung und Selbstentdeckung möglich sind. Die Therapeut:in begleitet unterstützend, fördert die sprachliche Verarbeitung der Erfahrungen und wertschätzt das entstehende Selbstgefühl.

5.2 Psychodynamik

Die Grundstufe der Autogenen Psychotherapie bildet das psychodynamische Fundament der Methode und ermöglicht bereits einen ersten Zugang zu unbewussten Prozessen. Im Zentrum steht eine zeitweise, therapeutisch unterstützte „**Regression im Dienste des Ich**" (Kris, 1952), die es ermöglicht, früh verinnerlichte Beziehungserfahrungen neu zu beleben, und so zur psychischen Stabilisierung und Entwicklung des Selbst beiträgt.

Im Fokus steht die gezielte Körperfokussierung in einem geschützten Rahmen, durch die insbesondere präverbale Störungen bearbeitet und zentrale Ich-Funktionen nachentwickelt werden können (Bischof, 2004). Der therapeutische Beziehungsrahmen ist hierbei essenziell: Die Therapeut:in handelt unterstützend und zugewandt, während die Gruppenmitglieder als stabilisierende und tragende Faktoren fungieren. In solchen Settings wirken Gruppenmitglieder als „mütterliches Element", die Therapeut:in als steuerndes Hilfs-Ich. Hierbei treten häufig Übertragungs- und Widerstandsphänomene auf, deren diagnostische Bedeutung insbesondere bei früh gestörten Personen darin liegt, Hinweise auf unbewusste Konflikte und Entwicklungsdefizite zu geben (Bischof, 2004).

Wichtige Prozesse der Grundstufe sind die Wiederbelebung und Umwandlung früher körperlicher Erfahrungen: Durch die Beschäftigung mit gespeicherten, oft präverbalen Erinnerungen werden alte Erlebnisse aktiviert und einer psychischen Bearbeitung zugänglich gemacht.

Jede der sechs Standardübungen hat dabei eine spezifische psychodynamische Wirkung: Die Schwereübung vermittelt Geborgenheit, die Wärmeübung fördert emotionale Nähe, die Atemübung stärkt das Urvertrauen, die Herzübung verbindet mit dem emotionalen Zentrum, die Sonnengeflechtsübung aktiviert das Bauchgefühl und die Stirnübung schützt vor emotionaler Überflutung (Roßmanith, 1990; Bischof, 2004). Nach Marianne Fuchs (1997) sind Beziehungsstörungen auch immer Rhythmusstörungen und vice versa und bei den Grundübungen geht es v. a. um „Wärme, Rhythmus und Konstanz“ (Bartl, 1989).

5.3 Zielsetzungen der Grundstufe

Verfolgt wird das zentrale Ziel, die „bionome Mitte“ zu finden, also eine stabile, vertrauensvolle Selbstbeziehung zu fördern und das Vertrauen in die eigene Verlässlichkeit zu stärken („Wer es lernt loszulassen, der kann sich auf sich verlassen!“, Sedlak, 2012a, S. 66). Durch gezielte, ganz spezifische somatisch sowie psychisch orientierte Übungssätze, die den Informationsfluss zum Zentralnervensystem beeinflussen sowie Muskeltonus und Atem beruhigen, wird ein Zustand tiefer psychischer und körperlicher autogener Regression erreicht. Dies erleichtert die Lösung von Hemmungen und Verdrängungen.

Weitere Ziele sind die Förderung von Ruhe, Gelassenheit, Belastbarkeit, einer höheren Frustrationstoleranz, einer erhöhten Angstschwelle und einer besseren Leistungsfähigkeit zur Gesundheitsvorsorge und Psychohygiene. Zudem soll durch die Übungen eine größere Distanz zu aktuellen Problemen geschaffen werden, indem eine Regression vor den eigentlichen Konflikt ermöglicht wird.

5.4 Methodik und Praxis

Die praktische Umsetzung der Grundstufe legt großen Wert auf geeignete äußere Rahmenbedingungen und eine entspannte innere Haltung. Die Übungen werden üblicherweise in Sitz- oder Liegeposition durchgeführt, wobei passive Konzentration und das Prinzip des Geschehenlassens im Vordergrund stehen. Wichtig ist, nichts erzwingen zu wollen, sondern sich ganz auf das natürliche Loslassen einzulassen, um mit aus dem Unbewussten auftauchenden Konflikten angstfrei umgehen zu können (Bischof & Frei, 2024).

Das Erlernen erfolgt unter fachkundiger Anleitung speziell ausgebildeter Psychotherapeut:innen und umfasst wöchentlich eine neue Übung. Jede Übung schließt mit einer „Ruhetönung“ ab („Ich bin ganz ruhig“), und alle Übungen werden – außer vor dem Einschlafen – mit einem bewussten „Zurücknehmen“ beendet, um den Übergang ins Wachbewusstsein zu erleichtern und der Patient:in Kontrolle zu vermitteln.

Ein zentrales Element ist die Nachbesprechung mit der Therapeut:in: Hier werden sowohl die Erfahrung während der Übung als auch das unmittelbare intersubjektive Erleben reflektiert. Die daraus folgende psychodynamische Arbeit dient dazu, neue Beziehungserfahrungen zu machen und die Reifung des Selbst zu fördern.

Die **sechs Standardübungen** werden nacheinander eingeführt und aufgebaut:

1. Schwereübung

Die Schwereübung ist die erste und grundlegende Übung der Grundstufe. Sie dient der Entspannung der Skelettmuskulatur und bildet die Basis für alle weiteren Übungen. Durch passives Wiederholen des Übungssatzes („Der rechte/linke Arm ist ganz schwer“) und die bewusste, nicht forcierte Wahrnehmung entsteht allmählich ein tatsächliches Schweregefühl, das peu à peu auf alle Gliedmaßen ausgeweitet wird: „Arme und Beine sind ganz schwer.“ (Schultz, 1969)

Physiologisch führt die Übung zu einer Absenkung des Muskeltonus, einer Reduktion der elektrischen Muskelaktivität, weniger Sauerstoffverbrauch und geringerer Laktatproduktion – Zeichen tiefer Entspannung (Schlamann et al., 2010). Psychosomatisch fördert sie ein klareres Körpergefühl und stabile Körpergrenzen, hilft beim Loslassen von Kontrollbedürfnissen und vermittelt ein Gefühl von Erdung und Stabilität, was besonders ängstlichen oder unsicheren Personen hilft.

Zudem erleichtert die Schwereübung den Zugang zu frühen, oft unbewussten Erfahrungen, was tiefenpsychologisch genutzt werden kann (Binder & Binder, 1987). Schwierigkeiten bei der Durchführung deuten auf psychodynamische Konflikte hin und bieten wichtige therapeutische Anknüpfungspunkte. Insgesamt ist die Schwereübung somit zentrale Grundlage für den weiteren therapeutischen Prozess, sowohl auf physiologischer als auch auf psychischer Ebene.

2. Wärmeübung

Die Wärmeübung schließt an die Schwereübung an und fördert durch passives Wiederholen des Übungssatzes („Der rechte/linke Arm ist ganz warm") die Entspannung der Blutgefäße und die Verbesserung der peripheren Durchblutung. Die Wärmeempfindung wird schrittweise auf alle Extremitäten ausgeweitet: „Arme und Beine sind ganz warm." (Schultz, 1969) Physiologisch kommt es zu einer Erweiterung der Gefäße, einer Erhöhung der Hauttemperatur und verbessertem Blutfluss, bedingt durch eine verstärkte parasympathische Aktivität und eine Reduktion des sympathischen Tonus (Stetter & Kupper, 2002).

Psychologisch steht die körperliche Wärmeempfindung oft für emotionale Wärme, Geborgenheit und Vertrauen, was vor allem für Menschen mit frühen emotionalen Defiziten heilend sein kann (Kanji, 2015). Die Übung unterstützt das Gefühl von Lebendigkeit, hilft bei Affektregulation und kann stresslindernd sowie stimmungsaufhellend sein. Schwierigkeiten im Erleben von Wärme können auf Konflikte im Bereich Nähe und Intimität, emotionale Kälte oder unterdrückte Bedürfnisse hinweisen und bieten therapeutische Ansatzpunkte. Insgesamt ist die Wärmeübung besonders wertvoll für Menschen mit psychosomatischen und affektiven Störungen (Binder & Binder, 1987).

3. Atemübung

Die Atemübung nahm in der ursprünglichen Konzeption von Schultz die Position der vierten Übung nach der Herzübung ein, wurde jedoch aufgrund ihrer bedeutsamen Rolle für die organismische Umschaltung in der Reihenfolge vorverlegt und folgt nunmehr der Wärmeübung (Kraft, 2004). Als zentrale Methodik der Grundstufe zielt die Atemübung auf die Harmonisierung der Atmung durch passive Aufmerksamkeitsfokussierung auf den natürlichen Atemrhythmus ab, wobei ein aktives Eingreifen vermieden wird („Die Atmung ist ruhig und gleichmäßig“ oder „Es atmet mich“; Schultz, 1970). Das bewusste Sich-Einlassen auf diesen biologischen Rhythmus vertieft das Ruhe- und Entspannungsgefühl (Wallnöfer, 1980).

Aus physiologischer Perspektive nimmt die Atmung eine Sonderstellung zwischen willkürlicher Steuerung und autonomer Regulation ein (Binder, 1987), wodurch die Übung das Loslassen und die Hingabe an körperliche Prozesse in besonderem Maße erfahrbar macht. Auf emotionaler Ebene wirkt die Atemarbeit angstreduzierend, unterstützt die Bearbeitung von Identitäts- und Grenzerfahrungen und reflektiert fundamentale Lebensprozesse (Porges, 2023).

Auftretende psychodynamische Schwierigkeiten können auf verschiedene Konflikte hinweisen: Ängste vor Kontrollverlust, traumatische Erfahrungen im Zusammenhang mit Atembeeinträchtigungen (wie Erstickungsängste) oder intrapsychische Spannungen zwischen Autonomie- und Abhängigkeitsbedürfnissen. Klinisch erweist sich die Atemübung als besonders wirksam bei psychosomatischen Atemwegserkrankungen, Angststörungen, Stressreaktionen und Hyperventilationssyndromen (Stetter & Kupper, 2002) sowie als unterstützende Maßnahme bei Asthma bronchiale (Kanji, 2015).

4. Herzübung

Die Herzübung zielt auf die Regulation sowie Harmonisierung der Herzaktivität ab. Nach neuen Erkenntnissen folgt sie als vierte Übung der Grundstufe. Der Übende richtet seine passive Aufmerksamkeit auf den natürlichen Herzschlag („Das Herz schlägt ruhig und regelmäßig"), ohne diesen willentlich beeinflussen zu wollen (Schultz, 1969). Durch diese Haltung wird das vegetative Gleichgewicht verschoben, der Parasympathikus aktiviert und dadurch die Herzfrequenz gesenkt, der Herzrhythmus stabilisiert und die Herzarbeit ökonomisiert (Thomas, 1989), was insgesamt zu einer verbesserten Herztätigkeit und Stressreduktion führt (Porges, 2023).

Psychosomatisch stellt das Herz einen Zugang zur emotionalen Ebene und zur eigenen Lebendigkeit dar; ein ruhiger Herzschlag vermittelt Sicherheit und Stabilität, was gerade bei Angststörungen hilfreich ist. Die Herzübung kann außerdem verborgene Gefühle und Bindungsthemen berühren. Schwierigkeiten bei der Übung können auf Ängste vor emotionaler Verletzlichkeit, auf konflikthafte Erfahrungen mit Nähe und Distanz oder auf unterdrückte Gefühle hinweisen. Die Herzübung ist besonders für Menschen mit psychosomatischen Herzerkrankungen, Angst- und affektiven Störungen wirksam (van der Kolk, 2014).

5. Sonnengeflechtsübung

Die Sonnengeflechtsübung ist die fünfte Übung der autogenen Grundstufe und richtet die Aufmerksamkeit auf den Oberbauch und das sogenannte Sonnengeflecht („Sonnengeflecht strömend warm" oder „Bauch strömend warm") (Schultz, 1969). Ziel ist es, dort ein Wärme- und Strömungsgefühl hervorzurufen, was physiologisch zu einer Entspannung und verbesserten Durchblutung der Bauchorgane sowie zu einer Harmonisierung der Verdauungsfunktionen führt (Krapf, 1988). Diese Effekte entstehen durch eine Aktivierung des Parasympathikus (Stetter & Kupper, 2002).

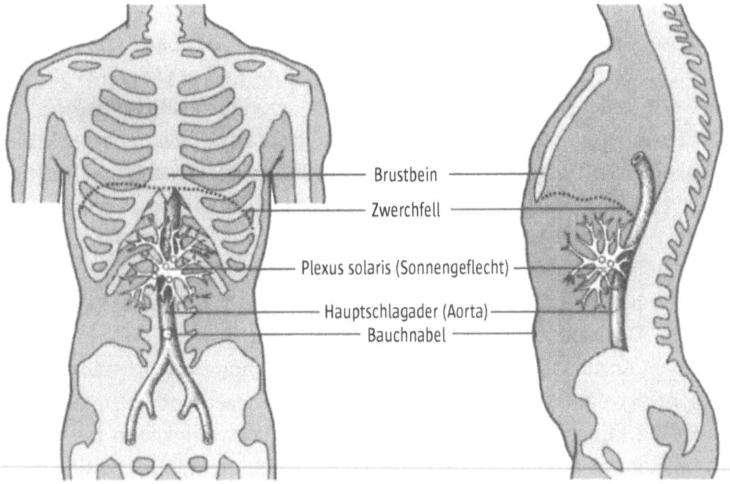

Abb. 14: Schematische Darstellung zur Lage des Sonnengeflechts (Plexus solaris) (Kraft, 2024, S. 228, E-Book)

Psychosomatisch stärkt die Übung das vitalisierende Körpergefühl, unterstützt den Zugang zu Intuition und Emotionen und trägt zum emotionalen Wohlbefinden bei (Wallnöfer, 1980). Symbolisch stehen der Bauch und das Sonnengeflecht für Themen wie Aufnahme, Verarbeitung und Loslassen. Schwierigkeiten bei der Übung können auf psychodynamische Konflikte z.B. im Bereich Selbstversorgung, Aggression, emotionale Verarbeitung oder frühere traumatische Erfahrungen hinweisen (Binder & Binder, 1987). Die Sonnengeflechtsübung eignet sich insbesondere zur Behandlung funktioneller Magen-Darm-Beschwerden, Essstörungen und somatoformer Störungen.

6. Stirnkühleübung

Die Stirnkühleübung ist die sechste und letzte Übung der Grundstufe und richtet die Aufmerksamkeit auf den Stirnbereich. Ziel ist das Wahrnehmen einer angenehmen Kühle („Stirn angenehm kühl" oder „Kopf frei und klar"), was im Gegensatz zu den vorangegangenen Wärmeübungen steht und ein Gleichgewicht schafft (Schultz, 1970). Günther Bartl sagte immer dazu: „Stellen Sie sich vor, Sie nehmen ein Bad. Der Körper liegt im warmen Wasser, nur der Kopf bleibt draußen!" (Bartl, mündliche Mitteilung)

Physiologisch führt die Übung zu einer leichten Gefäßverengung in der Stirn, einer Senkung der Hauttemperatur und einer Beruhigung der Gehirnaktivität (Anstieg der Alpha-Wellen). Sie kann Spannungskopfschmerzen sowie mentale Unruhe lindern. Dadurch werden geistige Klarheit, Konzentration und innere Ruhe gefördert (Schlamann et al., 2010). Vorsicht ist geboten bei Migräne-Patient:innen, sie sollen nicht irrtümlich „kalt" verwenden. Das kann einen Migräneanfall auslösen.

Psychosomatisch unterstützt die Stirnkühleübung kognitive Distanzierung, Affektregulation, die Entwicklung einer beobachtenden Ich-Funktion sowie die Integration von Körper und Geist. Schwierigkeiten bei dieser Übung können auf ein starkes Kontrollbedürfnis, Intellektualisierung oder Probleme beim Loslassen und der Gedankenberuhigung hinweisen. Therapeutisch eignet sich die Übung besonders bei Kopfschmerzen, Schlafstörungen, Konzentrationsproblemen und Grübeltendenzen (Binder & Binder, 1987).

Ende der Übung

Am Ende jeder Grundstufenübung wird die sogenannte Ruhetönung („Ich bin ganz ruhig" bzw. „Ruhe kommt von selbst") eingesetzt, gefolgt vom bewussten „Zurücknehmen" mittels Bewegung, tiefem Einatmen und Öffnen der Augen, um den Übergang in den normalen Wachzustand zu gewährleisten. Nach dem Erlernen aller sechs Übungen der Grundstufe (Schwere-, Wärme-, Atem-, Herz-, Sonnengeflechts- und Stirnkühleübung) werden diese als geschlossene Sequenz durchgeführt und führen zu einer umfassenden psychischen und physischen Entspannung mehrerer Körpersysteme (Schultz & Luthe, 1969).

Die Erfahrungen, die während der Übungen gesammelt werden – einschließlich etwaiger Schwierigkeiten oder körperlicher Reaktionen – bieten aus psychodynamischer Perspektive wertvolle Hinweise auf unbewusste Konflikte und Ressourcen und können gezielt in die therapeutische Arbeit integriert werden.

Die Therapeut:in nimmt während des gesamten Lernprozesses eine unterstützende und haltgebende Rolle ein, ohne dabei die Eigenständigkeit der Patient:in einzuschränken. In Gruppensettings können auch die Mitglieder eine begleitende und stützende Funktion übernehmen (Bischof, 2004).

5.5 Wirkungen der Grundstufe

Die Grundstufe wirkt auf mehreren Ebenen und ist sowohl für die Behandlung akuter Beschwerden als auch für Präventions- und Leistungssteigerungsziele geeignet. Physiologisch führen die Übungen zu einer Umschaltung vom sympathischen zum parasympathischen Tonus im vegetativen Nervensystem, was Muskelentspannung, eine vertiefte und gleichmäßige Atmung, eine Verringerung der Herzfrequenz, eine gesteigerte Durchblutung sowie eine Senkung des Blutdrucks bewirkt (Schulz, 1932). Damit wird nicht nur der Spannungszustand des Körpers ausgeglichen, sondern auch eine basale psychische Lockerung gefördert.

Psychologisch führen die Entspannungsübungen der Grundstufe zu einer Verminderung von Angst und Spannung sowie zu einer Steigerung der Frustrationstoleranz und des Selbstvertrauens. Der erreichte emotionale Ruhezustand erleichtert die Affektregulation und unterstützt das Erleben von Selbstwirksamkeit, Kreativität und Lebensfreude. Darüber hinaus hilft die Grundstufe beim Abbau von Schlafstörungen, Ängsten, psychosomatischen und weiteren körperlichen Beschwerden (Bischof & Frei, 2024).

Therapeutisch eröffnet die Grundstufe einen Zugang zu unbewussten innerpsychischen Bereichen, fördert die Regression im Dienste des Ich und unterstützt dadurch die Persönlichkeitsentwicklung. Sie legt das Fundament für weiterführende psychotherapeutische Arbeit, aktiviert frühkindliche Erfahrungsmuster und erleichtert die Bearbeitung verdrängter Inhalte (Bischof & Frei, 2024; Bischof, 2006).

Aus präventiver Sicht stärkt das regelmäßige Üben der Grundstufe die Selbstregulation und beugt Krankheiten sowie funktionellen Störungen vor. Es verbessert das allgemeine Wohlbefinden und hilft, Stress wie psychovegetative Beschwerden nachhaltig zu reduzieren. Die Integration der Übungen fördert die natürliche Balance zwischen Anspannung und Entspannung und stärkt das Vertrauen in die eigenen Regulationsmöglichkeiten (Bischof, 2006).

5.6 Integration der Grundstufe in den therapeutischen Prozess

Die Grundstufe kann akute Beschwerden lindern, die psychische Struktur stärken, präventiv wirken und die Leistungsfähigkeit fördern. Durch gezielte Entspannung und bewusste Körperwahrnehmung entsteht ein Zugang zu tiefer liegenden, unbewussten psychischen Konflikten. Der so erreichte Ruhezustand ermöglicht in der Mittelstufe einen angstfreien Umgang mit aufkommenden konflikthaften Gedanken und Gefühlen.

Das Üben findet nicht nur in der Therapiesitzung, sondern auch selbstständig zu Hause statt, was die Eigenverantwortung der Patient:in stärkt und den Therapieerfolg unterstützt. Die Grundstufe wird in den therapeutischen Prozess eingebettet, indem Einzel- oder Gruppensitzungen regelmäßig durch eigenständiges Üben ergänzt werden. Dabei wird im autogenen Regressionszustand aufsteigendes Material beobachtet und später gemeinsam therapeutisch aufgearbeitet.

5.7 Fallvignette Frau D – „Individuelle Anpassung der Grundstufe bei einer Patientin mit einer schweren chronischen neurologischen Erkrankung"

Frau D, 58 Jahre alt, kam in die psychotherapeutische Behandlung mit dem Wunsch, die Autogene Psychotherapie zu erlernen, um besser mit ihrer vor Jahren diagnostizierten schweren neurologischen Erkrankung umgehen zu können. Sie hatte bereits Vorerfahrungen mit dem Autogenen Training, berichtete jedoch, dass sie die Übungen damals nicht selbstständig erlernt hatte, sondern ihr diese von einer Therapeutin „vorgesagt" worden waren.

Bei der Exploration dieser Vorerfahrung zeigte sich bei der Therapeutin eine unwillkürliche innere Abwehrreaktion auf diese methodisch inkorrekte Vermittlung, die dem autogenen Prinzip widerspricht. Frau D bemerkte die unausgesprochene Empörung der Therapeutin über diesen „Fauxpas" und reagierte mit Irritation. In der therapeutischen Situation entstand ein unbewusstes Spannungsfeld – die Patientin musste den Eindruck gewinnen, dass die Therapeutin in Konkurrenz zu ihrer früheren trat, sowohl bezüglich der Vermittlungsmethode als auch hinsichtlich der Qualität des therapeutischen Ansatzes. Diese intersubjektive Inszenierung im Sinne von „gute" und „schlechte" Therapeutin/Mutter konnte erst im weiteren Therapieverlauf psychodynamisch verstanden werden.

Um eine fundierte Basis für die weitere psychotherapeutische Arbeit zu schaffen, begann die Therapeutin mit einer sorgfältigen Neueinführung der Grundstufe, wobei sie besonders auf die korrekte methodische Vermittlung achtete und die Autonomie der Patientin im Lernprozess betonte.

Bei der Schwereübung („Der rechte Arm ist ganz schwer") berichtete Frau D von sehr unangenehmen Empfindungen. Sie assoziierte dies unmittelbar mit ihren neurologischen Symptomen: „Diese Schwere spüre ich ohnehin ständig durch meine Erkrankung – diese unangenehme Körperschwere, keine Leichtigkeit und Dynamik mehr wie früher." Diese Aussage bot einen wichtigen Einblick in ihr Körpererleben und die psychische Verarbeitung ihrer Erkrankung. In ihrem Inneren spürte die Therapeutin, dass die Schwere eine wichtige unbewusste Bedeutung haben könnte, und fragte sich, was in der Lebensgeschichte der Patientin so „schwer" war, dass sie es nicht verarbeiten konnte und verdrängen musste. Es war eine sehr wichtige Gegenübertragung, die den Transformationsprozess der nicht repräsentierten inneren Zustände der Patientin entscheidend in Gang setzte. Die Therapeutin hatte eine implizite Botschaft der Patientin aufgenommen und war gefordert, diese allmählich umzuwandeln und bewusst zu machen.

In Anbetracht dieser Reaktion der Patientin wurde die Schwereübung modifiziert und durch die Vorstellung „Der rechte Arm ist angenehm leicht" ersetzt, was von Frau D gut angenommen werden konnte. Diese individualisierte Anpassung entspricht dem therapeutischen Prinzip, die Übungen den Bedürfnissen und Möglichkeiten der Patient:in anzupassen, anstatt starr am standardisierten Ablauf festzuhalten. Auf der impliziten Ebene bedeutet diese Anpassung auch eine beginnende Umwandlung der primären Objektbeziehungserfahrung im Sinne von wahrgenommen und adäquat umsorgt werden.

Der Übungssatz „Ich bin ganz ruhig" gelang auch nach längerer Übungszeit nicht. Frau D äußerte Angst und Selbstzweifel: „Ich kann das nicht." Diese Schwierigkeit deutete auf eine aktuell nicht ausreichende Ich-Stärke mit Problemen in der Affekt- und Triebregulierung und einen zugrunde liegenden Abhängigkeitskonflikt hin. Es wurde angenommen, dass die Ruhe über die Atmung besser erreicht werden könnte. Daher wurde die Übung in „Es atmet mich" verändert, was Frau D ermöglichte, sich dem Atemrhythmus zu überlassen, ohne aktive Kontrolle ausüben zu müssen. Diese Formulierung erlaubte ihr, etwas von außen auf sich zukommen zu lassen (neue Objekterfahrung) und es anzunehmen – vermutlich eine Regression auf frühe Erfahrungen des Eingebundenseins, aber diesmal in einen Sicherheit und Ruhe gebenden mütterlichen Atemrhythmus.

Bei der **Wärmeübung** („Der rechte Arm ist ganz warm") zeigte sich eine positive Reaktion. Die Wärmeempfindung breitete sich rasch im ganzen Körper aus. Interessanterweise integrierte Frau D selbstständig beide modifizierten Übungen zu „Der rechte Arm ist ganz leicht und ganz warm", was auf eine zunehmende emotionale Sicherheit und Autonomie im Umgang mit den Übungen hindeutete. Das mit der neurologischen Erkrankung verbundene Zittern und die innere Unruhe („das Zappelige") traten während dieser Übungserfahrung deutlich seltener auf.

Die Therapeutin bevorzugte bewusst aus langjähriger Erfahrung den Einsatz der „Atemübung" immer vor der häufig (symbolisch unbewussten) „angstbesetzten" Herzübung.

Die **Atemübung** (Frau D wählte: „Die Atmung geht gleichmäßig und ruhig") löste eine intensive emotionale Reaktion aus. Frau D berichtete, plötzlich nach Luft geschnappt zu haben (Wie ein Säugling nach der Geburt?), „da ihr der Atem stockte“. Sie verband dieses Erleben unmittelbar mit dem Augenblick der Diagnosestellung ihrer neurologischen Erkrankung: „Im ersten Moment war ich erstarrt. Es war wie ein Todesurteil.“ Diese Assoziation ermöglichte einen Zugang zu dem bislang nicht verarbeiteten traumatischen Erlebnis der Diagnosestellung.

Bei der Herzübung (Frau D wählte: „Das Herz schlägt gleichmäßig und ruhig“) kam es zu einem emotionalen Durchbruch. Frau D begann „herzlich“ zu weinen, wobei ihr ganzer Körper von den Emotionen erschüttert wurde. Diese Reaktion stellte eine deutliche Reinszenierung der traumatischen Diagnosesituation dar. Sie erinnerte sich, dass ihr Herz damals „ganz heftig geklopft“ hatte. Diese emotionale Reaktion markierte einen wichtigen Schritt in der Verarbeitung des Diagnose-Traumas. Außerdem wurde hier möglicherweise auch eine implizite emotionale Beziehungserfahrung mit der primären – vermutlich im Hinblick auf die Geburt des Kindes – unsicheren und ambivalenten Mutter sichtbar, was die Reaktion der Patientin bei der Diagnosestellung deutlich verstärkt haben könnte.

Die **Sonnengeflechtsübung** (Frau D wählte: „Das Sonnengeflecht ist strömend warm“) führte zu einer bemerkenswerten Bilderfahrung: Frau D sah sich auf einer Wiese liegend, mit einer gelben Sonne, die sich auf ihrer Körpermitte ausbreitete. Obwohl die Sonne visuell leuchtend gelb erschien, empfand sie diese paradoxerweise als „ganz kalt“ und sehr unangenehm. Diese Erfahrung wies auf eine Dissoziation zwischen visueller Wahrnehmung und Körperempfinden hin, möglicherweise als Ausdruck einer tieferen emotionalen Ambivalenz auf dem Hintergrund der primären Objektbeziehungserfahrung.

In einer späteren Sitzung, während der analytischen Oberstufe, vertiefte sich diese Symbolik: Sie visualisierte einen Spaziergang an einem See, wo sie sieben hohe, reife Sonnenblumen sah, die dort eigentlich nicht wachsen konnten. Auch sie erschienen ihr „schön, aber das Gelb ist so kalt“. Kurz tauchte ihre Mutter in dieser Vorstellung auf, verschwand jedoch schnell wieder. In der Symbolik der sieben Sonnenblumen spiegelten sich mehrere Bedeutungsebenen: die Familienkonstellation, der siebenjährige Zyklus der Frau sowie biblische Anklänge an die „sieben fetten und sieben mageren Jahre". Zudem verwiesen die am falschen Platz wachsenden Sonnenblumen auf Themen von vermutlich unzureichender (oral-narzisstischer) und ambivalenter Versorgung durch die Bindungsperson, von Entwurzelung und Verpflanzung – möglicherweise in Verbindung mit ihrer eigenen Lebensgeschichte (mehrfache Umzüge).

Die abschließende **Stirnübung** (Frau D wählte: „Der Kopf ist angenehm kühl und frei") erlebte Frau D sehr positiv. Sie beschrieb die Vorstellung eines angenehmen „Lüfterls", das um ihren Kopf wehte und diesen frei und leicht machte. Sie äußerte Begeisterung darüber, wie die „schweren Gedanken" sich verflüchtigten – ein Hinweis auf den beginnenden Prozess der emotionalen und kognitiven Entlastung.

Insgesamt konnte Frau D die individuell angepasste Grundstufe gut annehmen und integrieren. Sie übte täglich und berichtete von zunehmender innerer Ruhe. Das für ihre neurologische Erkrankung typische Zittern und die innere Unruhe traten merklich zurück. Der therapeutische Prozess offenbarte, wie der Körper als Träger impliziter Erinnerungen fungiert und wie – im Sinne der emotionalen Transformation – wichtig die individualisierte Anpassung der Standardübungen war.

Im Verlauf der Behandlung zeigte Frau D ein zunehmendes Autonomiebestreben und wachsendes Selbstvertrauen. Sie begann, ihren durch die Erkrankung eingeschränkten Aktionsradius schrittweise zurückzugewinnen. Die Therapie half ihr, eine „neue bionome Mitte" zu finden – einen Zustand inneren Gleichgewichts trotz der körperlichen Herausforderungen ihrer Erkrankung.

Diese Fallvignette illustriert exemplarisch, wie die Grundstufe der ATP individuell angepasst werden kann, um den spezifischen Bedürfnissen einer Patientin mit einer chronischen neurologischen Erkrankung gerecht zu werden. Sie zeigt zudem, wie körperliche Übungen und der Umgang damit unbewusstes Material zugänglich machen können und wie wichtig die respektvolle Berücksichtigung der Autonomie der Patient:in im Sinne des autogenen Prinzips ist.

6 Mittelstufe der ATP

Die Mittelstufe der Autogenen Psychotherapie stellt eine bedeutsame Erweiterung der Grundstufe dar und bildet die Brücke zur tiefenpsychologischen Oberstufe. Während die Grundstufe neben der autogenen Regression auf implizite körperliche Beziehungserfahrungen auf der präverbalen Ebene fokussiert, ermöglicht die Mittelstufe eine individuelle, problemorientierte, bereits sekundärprozesshafte Arbeit durch gezielte Behebung von Schwierigkeiten und die Entwicklung persönlicher Leitsätze sowie Leitbilder (Thomas, 1989; Krapf, 1989; Wallnöfer, 2000b; Sedlak & Chiba, 2005; Martin, 2005).

6.1 Theoretische Grundlagen

Die Mittelstufe der Autogenen Psychotherapie baut auf der durch die Grundstufe etablierten autogenen Regression und auf implizit erfahrenen Bindungserlebnissen auf und nutzt diese Zustände gezielt, um die Verarbeitung belastender Gedanken und Emotionen, insbesondere die Reduktion von Angstzuständen, zu ermöglichen (Wallnöfer, 1980). Dabei integriert die Mittelstufe sowohl tiefenpsychologische als auch kognitiv-behaviorale Ansätze: Während unbewusste Konflikte in die therapeutische Arbeit einbezogen werden, kommen gezielt formulierte Leitsätze und Leitbilder zur Anwendung, die eine kognitive Umstrukturierung unterstützen und adaptive Verhaltensweisen fördern.

Marianne Martin bringt jahrzehntelange Erfahrung im Einsatz der „formelhaften Vorsatzbildung“ – heute als Leitsätze und Leitbilder bezeichnet – in ATP-Kleingruppen ein. Aus theoretischer Perspektive lassen sich dabei Parallelen zu posthypnotischen Aufträgen sowie zu modernen Lerntheorien erkennen (2005). Besonders relevant sind Mechanismen wie Antizipation, Commitment und die durch Wiederholung angestoßene neuronale Plastizität (Halsband, 2004; Cialdini, 1998). Forschung mit funktionellen bildgebenden Verfahren zeigt, dass hypnotische Interventionen

– und vermutlich auch die formelhafte Vorsatzbildung – nachvollziehbare und messbare Veränderungen im Gehirn bewirken können (Halsband, 2004).

Die bisherigen positiven Praxiserfahrungen deuten darauf hin, dass diese Herangehensweise großes Potenzial für die Entwicklungsförderung und therapeutische Unterstützung birgt. Für eine breite wissenschaftliche Akzeptanz und methodische Weiterentwicklung wäre eine systematische empirische Evaluation jedoch unabdingbar.

Eine zentrale theoretische Konzeption innerhalb der Mittelstufe ist die sogenannte „bionome Balance", das angestrebte innere Gleichgewicht zwischen psychischen und somatischen Funktionen. Individuell entwickelte Leitsätze und Leitbilder dienen als therapeutische Werkzeuge, um diese Balance zu fördern und dysfunktionale Spannungszustände schrittweise abzubauen (Sedlak & Gerber, 1993).

6.2 Psychodynamik und Ressourcenorientierung

Die Mittelstufe eröffnet auf Grundlage des in der Grundstufe erreichten autogenen Zustands und prozedural bezogener Bindungserfahrungen einen Entwicklungs- bzw. Möglichkeitsraum für die bewusste und reflektierte Auseinandersetzung mit innerpsychischen Inhalten. Dabei wird ein Übergang vom impliziten, körperlich-psychischen Erleben zu expliziten, sekundärprozesshaften Verarbeitungsformen ermöglicht (Bischof & Dieter, 2022). Psychodynamisch betrachtet, fungieren die eingesetzten Leitsätze und Leitbilder als „Übergangsobjekte", die eine Brücke zwischen der inneren Welt der Patient:in und der äußeren Realität schlagen, und markieren damit den Beginn sekundärprozesshafter Verarbeitung (Bischof, 2004). Der in der Grundstufe erreichte autogene Zustand dient hier als Grundlage, um problembesetzte Gedanken, Gefühle und innere Bilder aus einer Position der Gelassenheit zu betrachten, was zu einer gezielten Angstreduzierung und zum Spannungsabbau beiträgt.

Ein zentraler psychodynamischer Prozess ist das Ausbalancieren von aktiver Expansion und passiver Rückzugsbewegung, wobei die Therapeut:in die Patient:in in der Ausdifferenzierung und Integration dieser fundamentalen Bewegungsrichtungen unterstützt (Sedlak, 2005). Dieser Balancierungsprozess stellt einen wichtigen Entwicklungsschritt dar und fördert eine gesteigerte Autonomiegewissheit sowie eine erhöhte Selbstverfügungsfähigkeit, die für eine bewusstere Lebensgestaltung von Bedeutung sind.

Die Mittelstufe trägt damit wesentlich zu verschiedenen psychodynamischen Entwicklungsschritten bei, u.a. zum Wandel vom Problem- zum Gestaltungserleben, von der Fremdbestimmung zur Selbstbestimmung (Sedlak, 2005; Bischof, 2005), vom impliziten zum expliziten Erfahrungsmodus (Bischof & Dieter, 2022) sowie von automatisierten Reaktionen zu bewusster Reflexion. Charakteristisch für die Mittelstufe ist die ausgeprägte Ressourcenorientierung: Im Unterschied zu herkömmlichen psychodynamischen Ansätzen rückt sie weniger Defizite und Konflikte, sondern vielmehr die Stärkung von Kompetenzen und die Förderung der Persönlichkeitsentwicklung in den Vordergrund.

6.3 Methodik

Die Mittelstufe gliedert sich in zwei wesentliche Komponenten: Einerseits zielt sie auf die Behebung spezifischer Schwierigkeiten ab, die im Verlauf der Grundstufe auftreten können, andererseits stehen die Entwicklung sowie die Integration individueller Leitsätze und Leitbilder im Vordergrund.

Bei der Bearbeitung spezieller Schwierigkeiten werden insbesondere folgende Problembereiche aufgenommen, die trotz regelmäßigen Übens in der Grundstufe auftreten und in der Mittelstufe gezielt bearbeitet werden können: Konzentrationsprobleme werden durch Methoden wie Zwischenentspannung oder gezielte Konzentrationshilfen behandelt. Sollten spezifische Leitsätze Schwierigkeiten bereiten, kann eine Anpassung der Formulierungen oder eine Veränderung therapeutisch sinnvoll sein.

Emotionale Blockaden und körperliche Missempfindungen werden durch die Formulierung individueller Leitsätze sowie eine Fokussierung auf psychosomatisch relevante Inhalte bearbeitet. Werden während der Übungen unangenehme körperliche Empfindungen wahrgenommen, so gelten diese als diagnostisch bedeutsam und können auf unbewusste Konflikte hinweisen. Darüber hinaus kommen spezifische Methodiken auch bei Einschlafstörungen, Schmerzen, Angst- und Zwangsstörungen, Suchtverhalten und weiteren psychosomatischen Beschwerden zur Anwendung.

Ein weiterer Fokus der Mittelstufe liegt auf der gemeinsamen Erarbeitung und individuellen Anwendung von Leitsätzen und Leitbildern im therapeutischen Prozess. Wichtige Prinzipien dabei sind Leitbilder, die komplexere, internalisierte Vorstellungsbilder darstellen, die sowohl visualisierte Szenen (beispielsweise ein starker Baum als Sinnbild für Standfestigkeit oder ein ruhiger See für innere Klarheit) wie auch Metaphern (z.B. „Ihr/Sein Herz ist aus Stein“) oder Symbole umfassen können (Sedlak, 2001). Die Auswahl solcher Motive ist individuell vorzunehmen und sollte sensible diagnostische Erwägungen, insbesondere im Hinblick auf Struktur- versus Konfliktpathologien, berücksichtigen; dabei besteht bei Personen ohne sichere frühe Bindungserfahrungen oder hilfreiche Bezugspersonen die Gefahr einer Dekompensation, falls unpassende Motivvorgaben gemacht werden.

6.4 Praxis der Mittelstufe

Die Praxis der Mittelstufe ist durch die gezielte Bearbeitung spezifischer Schwierigkeiten und die strukturierte Entwicklung sowie Anwendung individueller Leitsätze und Leitbilder gekennzeichnet (Wallnöfer, 1980; Schultz, 1970).

Typische Herausforderungen während der Mittelstufe umfassen Konzentrationsmangel, körperliche Unruhe („autogene Entladungen“, Schultz & Luthe, 1959), Schwierigkeiten mit spezifischen Übungssätzen,

Kontrollverlustängste – insbesondere bei Angststörungen oder nach traumatischen Erfahrungen –, Einschlafproblematiken sowie eine mögliche Symptomintensivierung bei ausgeprägter Körperwahrnehmung (z.B. bei chronischen Schmerzsyndromen).

Die therapeutische Praxis begegnet diesen Phänomenen mit spezifischen Methoden, wie kürzeren Übungssequenzen, dem Einsatz von Visualisierungen, modifizierten Übungssätzen und ressourcenorientierter Fokussierung. Die Bearbeitung solcher Schwierigkeiten gilt in der Mittelstufe nicht als Hindernis, sondern als diagnostisch und therapeutisch relevante Information über psychische Struktur und zugrunde liegende unbewusste Konflikte der Patient:innen. Ihre erfolgreiche Bewältigung markiert häufig einen entscheidenden therapeutischen Fortschritt und ebnet den Weg für weiterführende psychodynamische Arbeit.

Ein Kernelement der Mittelstufe ist die Entwicklung von Leitsätzen und Leitbildern. Diese knüpfen an die Tradition der intentionalen Übungssätze in der Grundstufe an, werden in der ATP jedoch systematisch und tiefenpsychologisch weiterentwickelt (Wallnöfer, 1980). Wesentliche Prinzipien der Formulierung sind: eine positive und gegenwartsbezogene, prägnante Gestaltung, Realitätsnähe sowie die Ausrichtung auf die für die Patient:innen bedeutsamen Ziele (Thomas, 1989). Wichtig ist ferner, negative Formulierungen oder Prospektivität zu vermeiden, um paradoxe Effekte zu verhindern. Leitsätze werden individuell ausgewählt und in einem kreativen, dialogischen Prozess auf ihre emotionale Resonanz hin überprüft und fortlaufend angepasst.

Im therapeutischen Prozess werden verschiedene Kategorien von Leitsätzen unterschieden:

- **Symptombezogene Leitsätze** unterstützen die direkte Symptomlinderung (z.B. „Mein Schlaf ist tief und erholsam"), etwa bei Angst oder Schlafstörungen.
- **Ressourcenorientierte Leitsätze** fördern vorhandene Potenziale und positive Eigenschaften (z.B. „Ich vertraue meiner inneren Kraft", „Meine Gelassenheit wächst von Tag zu Tag").

- **Beziehungsorientierte Leitsätze** erleichtern die Umgestaltung von Beziehungsmustern (z. B. „Ich begegne anderen offen und klar", „Ich kann Nähe genießen und Grenzen setzen").
- **Selbstbezogene Leitsätze** stärken das Selbstbild und das Selbstwertgefühl (z. B. „Ich bin wertvoll, so wie ich bin", „Ich achte auf meine Bedürfnisse").
- **Entwicklungsbezogene Leitsätze** unterstützen Wachstums- und Veränderungsprozesse (z. B. „Ich öffne mich für neue Erfahrungen", „Ich lerne und wachse mit jeder Herausforderung" oder „Ich gehe meinen Weg Schritt für Schritt").

Die Entwicklung und Anwendung von Leitbildern – als innere Bilder oder Imaginationen – spricht weitere neuronale und psychische Ebenen an. Leitbilder können symbolische, szenische, körperbezogene oder entwicklungsbezogene Charakteristika aufweisen (z. B. Symbolbild „starker Baum" für Standfestigkeit, Szenenbild eines sicheren inneren Orts, Körperbild für innere Heilungsprozesse oder Entwicklungsbild wie eine wachsende Pflanze). Die multisensorische und emotionale Anreicherung dieser Bilder erhöht ihre Wirksamkeit (Sedlak, 2004; Ladenbauer, 1995).

Leitsätze und Leitbilder besitzen bedeutende psychodynamische Dimensionen: Sie fördern die Symbolisierungsfähigkeit, die Integration körperlicher, emotionaler und kognitiver Anteile und tragen zu einem kohärenten Selbsterleben bei. Die aktive und kreative Gestaltung stärkt die Ich-Funktionen und Selbstregulation und kann als korrigierende emotionale Erfahrung verstanden werden. In diesem Sinne fungieren sie oftmals als **Übergangsobjekte** im Winnicott'schen Sinn und ermöglichen die Verknüpfung innerer und äußerer Realität und somit einen Entwicklungs- sowie Möglichkeitsraum für kreative und transformative Prozesse (Winnicott, 1969). Die praktische Umsetzung erfolgt phasenweise: Nach einer Einführungs- und Entwicklungsphase werden Leitbilder in den täglichen Übungsprozess integriert, regelmäßig reflektiert und bei Bedarf erweitert. Der Transfer der so gewonnenen Kompetenzen in den Alltag stellt einen wichtigen Aspekt nachhaltiger Persönlichkeitsentwicklung dar.

6.5 Wirkmechanismen

Die Wirksamkeitsmechanismen der in der Mittelstufe eingesetzten Leitsätze bzw. Leitbilder beruhen auf mehreren miteinander verknüpften Komponenten. Zunächst kommt dem autogenen Zustand, einem durch tiefe autogene Regression gekennzeichneten Bewusstseinsmodus, eine zentrale Bedeutung zu: In diesem Zustand sind die kritischen Schutzmechanismen der bewussten Kontrolle herabgesetzt, wodurch das Individuum besonders empfänglich für suggestive Einflüsse wird (Wallnöfer, 1980).

Ein weiterer wesentlicher Wirkfaktor ist die wiederholte Anwendung der Leitsätze. Durch regelmäßige Wiederholung werden neue synaptische Verknüpfungen geschaffen und bestehende neuronale Netzwerke gestärkt, was die Implementierung neuer Einstellungen und Verhaltensmuster nachhaltig unterstützt (Sedlak & Gerber, 1993). Die emotionale Bedeutsamkeit und persönliche Relevanz der Leitsätze steigern zusätzlich deren Wirksamkeit, indem sie affektive und motivationale Ressourcen mobilisieren. Die Visualisierung des angestrebten Zustands – z.B. in Form innerer Bilder – potenziert die Wirkung der verbalen Formulierungen und verstärkt die angestrebten Veränderungen.

Die Integration von autogener Regression samt prozeduralen Bindungserfahrungen und psychischen Inhalten der Mittelstufe fördert eine ganzheitliche Veränderung auf somatischer wie psychischer Ebene. Insgesamt erlaubt die Mittelstufe eine breite Indikationsstellung und hohe Individualisierbarkeit, stellt einen bedeutsamen Entwicklungsschritt im therapeutischen Prozess dar und bereitet die Patient:innen gezielt auf die weiterführende Arbeit der analytischen Oberstufe vor.

6.6 Integration in den psychotherapeutischen Prozess

Die Integration der Mittelstufe in den therapeutischen Gesamtprozess erfolgt parallel zur Grundstufe, wobei Leitsätze und Leitbilder systematisch nach den Grundübungen in den Übungsablauf eingebettet werden. Diese

Leitsätze können am Ende der jeweiligen Übung einmal oder mehrfach wiederholt werden; währenddessen wird die passive, rezeptive Konzentration beibehalten, was den autogenen Charakter des Vorgangs sichert (Thomas, 1989). Bereits der Prozess der Entwicklung individueller Leitsätze stellt einen bedeutsamen therapeutischen Schritt dar, der die Selbstreflexion fördert, zur Klärung persönlicher Ziele und Werte beiträgt und die Eigenverantwortung der Patient:innen stärkt. Die Rolle der Therapeut:in umfasst dabei eine unterstützende Begleitung durch aktives Zuhören, gezielte Fragestellung und behutsame Interventionen.

Die kontinuierliche Entwicklung und Feinabstimmung der Leitsätze und Leitbilder ist als psychodynamischer Prozess zu verstehen, der auf einer engen, kollaborativen Arbeitsbeziehung zwischen Therapeut:in und Patient:in basiert. Regelmäßig stattfindende Nachbesprechungen dienen der Reflexion der Übungserfahrungen und ermöglichen gegebenenfalls individuelle Anpassungen der Leitsätze.

Zusammenfassend bildet die Mittelstufe der ATP eine wichtige **Brücke** zwischen der implizit körperorientiert erlebten Grundstufe und der analytisch-tiefenpsychologischen Arbeit der analytischen Oberstufe. Leitsätze und Leitbilder stellen dabei elementare Instrumente für die psychodynamische Entwicklung, Ressourcenaktivierung und Identitätsbildung dar (Schultz, 1979; Wallnöfer, 1980).

6.7 Fallvignette Frau K – „Die Geburt eines neuen Selbst"

Frau K, eine 35-jährige Lehrerin, kam in die Therapie, nachdem sie die Grundstufe der ATP in einem Gruppensetting erlernt hatte. Sie berichtete, dass sie von den „Entspannungsübungen" profitiert habe, aber weiterhin unter spezifischen Problemen leide, die sie nun gezielter angehen wolle. Ihre Hauptschwierigkeiten waren ein ausgeprägtes Gefühl der Unsicherheit in sozialen Situationen, insbesondere bei Konflikten mit Kolleg:innen oder Eltern ihrer Schüler:innen, sowie wiederkehrende Spannungskopfschmerzen, die typischerweise am Ende eines Arbeitstages auftraten.

In der Anamnese wurde deutlich, dass Frau K in einer Familie aufgewachsen war, in der hohe Leistungserwartungen vorherrschten und eigene Bedürfnisse oft zugunsten der Harmonie zurückgestellt werden mussten. Sie hatte früh gelernt, sich anzupassen und Konflikte zu vermeiden. Diese Muster setzten sich in ihrem Erwachsenenleben fort und führten zu einer chronischen Überforderung, da sie Schwierigkeiten hatte, Grenzen zu setzen und ihre eigenen Bedürfnisse zu artikulieren.

Frau K beschrieb sich selbst als „harmoniebedürftig bis zur Selbstaufgabe" und berichtete, dass sie oft erst dann merke, dass sie überfordert sei, wenn körperliche Symptome wie Kopfschmerzen oder Erschöpfung auftraten. Sie wünschte sich mehr innere Sicherheit und die Fähigkeit, in Konfliktsituationen „bei sich zu bleiben" und ihre Position vertreten zu können.

Die Therapie begann mit einer Vertiefung der Grundstufe, wobei besonderes Augenmerk auf die Wahrnehmung subtiler (impliziter) körperlicher Signale gelegt wurde. Dieser Wahrnehmungsfokus und die Reverie-Haltung der Therapeutin ermöglichten allmählich den Zugang zu ganz frühen, impliziten Bindungserfahrungen der Patientin. In weiterer Folge lernte Frau K, frühe Anzeichen von Anspannung und Stress zu spüren, bevor diese zu ausgeprägten Symptomen führten. In den Nachbesprechungen wurde deutlich, dass sie besonders bei der Sonnengeflechtsübung Schwierigkeiten hatte, ein Wärmegefühl zu entwickeln. Im Gespräch assoziierte sie den Bauchraum mit einem Gefühl der Enge und des „Zugeschnürtseins", besonders in Situationen, in denen sie sich überfordert oder unter Druck fühlte. Diese Assoziation wurde als ein erster Hinweis für eine ganz frühe Regression verstanden, die vermutlich mit unangenehmen impliziten Erfahrungen der eigenen Geburt in Zusammenhang gebracht werden kann.

In der Mittelstufe wurde diese Beobachtung daher zum Ausgangspunkt. Unterstützt durch die Therapeutin entwickelte Frau K einen ersten Leitsatz, der auf die Entspannung und Öffnung des Bauchraums abzielte: „Mein Bauch ist warm und weit, ich atme frei und tief." Dieser Leitsatz wurde nach den sechs Standardübungssätzen der Grundstufe in die Übung integriert und einige Male wiederholt.

In den folgenden Sitzungen berichtete Frau K, dass der Leitsatz ihr helfe, ein angenehmeres Gefühl im Bauchraum zu entwickeln. Sie bemerkte auch, dass sie in Situationen, in denen sie früher sofort Anspannung im Bauch gespürt hätte, nun bewusster atmen und eine gewisse Entspannung beibehalten konnte. Diese körperliche Erfahrung (vielleicht im Sinne einer korrigierenden „Geburtserfahrung des Selbst") wurde zum Anker für weitere Arbeit; der Bauch musste nun nicht mehr „Gefahr" an das Gehirn „melden" und das Gehirn war nicht mehr mit „gefährlichen" Informationen/Gedanken („Harmonie in Gefahr, Anpassung oder nicht?") überflutet, die in den Bauchraum gesendet werden mussten und als einengende Signale („Harmonie wiederherstellen, eigene Bedürfnisse unterdrücken") von ihr erlebt wurden.

Im nächsten Schritt ging es darum, die Verbindung zwischen der körperlichen Anspannung und den zugrunde liegenden emotionalen und kognitiven Mustern zu explorieren. Frau K erkannte, dass das Gefühl der Enge im Bauch mit einem „Verstummen" ihrer inneren Stimme zusammenhing, sie unterdrückte ihre eigenen Bedürfnisse und Meinungen, bevor sie diese überhaupt bewusst wahrnehmen konnte. Und wenn sich Frau K immer im vermeintlichen Sinne den Wünschen und Ansprüchen anderer anpasst, verliert sie ihr eigenes (wahres) Selbst oder konnte es (bereits als Kind) nicht genügend ausbilden (falsches Selbst).

Diese Erkenntnis führte zur Entwicklung eines zweiten Leitsatzes: „Ich höre auf meine innere Stimme und nehme meine Bedürfnisse wahr." Dieser Leitsatz fokussierte auf die Selbstwahrnehmung als ersten Schritt zur Selbstbehauptung bzw. Autonomie und Weiterentwicklung. Frau K übte nun, während der tiefen autogenen Regression bewusst nach innen zu horchen und Signale ihres Körpers und ihrer Gefühle wahrzunehmen, ohne sofort zu bewerten oder zu reagieren.

Parallel dazu wurden auch die Situationen identifiziert, in denen es Frau K besonders schwerfiel, ihre innere Stimme wahrzunehmen und zu artikulieren. Typischerweise handelte es sich um Konfrontationen mit

Autoritätspersonen oder Situationen, in denen sie sich zwischen widersprüchlichen Erwartungen anderer Menschen zerrissen fühlte (noch keine genügend etablierte Ambivalenztoleranz). Für diese spezifischen Situationen wurde ein weiterer Leitsatz entwickelt: „Ich bleibe bei mir, auch wenn andere anderer Meinung sind."

In der therapeutischen Arbeit zeigte sich, dass Frau K oft von „katastrophisierenden" Gedanken blockiert wurde. Sie befürchtete, dass offene Meinungsverschiedenheiten zu Ablehnung oder Konflikten führen würden, die sie nicht bewältigen könnte (noch unbewusste Themen wie Aggressionshemmung, Angst vor Entwertung, Verletzung, narzisstischer Kränkung). Um diese kognitiven Muster aufzunehmen, wurde ein **Leitbild** entwickelt: Frau K stellte sich vor, wie sie in einem Boot auf einem ruhigen See sitzt, geschützt und getragen vom Wasser, aber mit klarem Blick auf ihr Ziel am anderen Ufer. Dieses Bild sollte ihr helfen, ein Gefühl von Sicherheit und Orientierung zu bewahren, auch wenn um sie herum Unruhe herrschte.

Nach etwa drei Monaten Arbeit mit der Mittelstufe berichtete Frau K von deutlichen Veränderungen: Ihre Kopfschmerzen waren seltener geworden und traten nicht mehr täglich, sondern nur noch in besonders belastenden Situationen auf. Sie hatte gelernt, frühzeitige Warnsignale ihres Körpers zu erkennen und darauf zu reagieren, indem sie kurze Pausen einlegte oder bewusst ihre Grenzen wahrte. Über die körperliche Regulierung gelang ihr auch die Affekt- und Triebregulierung immer besser, was weitere Entwicklungsschritte möglich machte.

Besonders wichtig war für Frau K die neue Erfahrung, dass sie ihre Meinung äußern konnte, ohne dass dies zu den befürchteten katastrophalen Folgen führte. In einer Konferenz hatte sie erstmals einen Vorschlag, der dem der Schulleitung widersprach, eingebracht und war überrascht, dass ihre Perspektive nicht nur akzeptiert, sondern sogar wertgeschätzt wurde. Diese Erfahrung stärkte ihr Selbstvertrauen und motivierte sie, auch in anderen Situationen authentischer zu sein.

Im weiteren Verlauf der Therapie wurden die Leitsätze und Leitbilder kontinuierlich angepasst und verfeinert. Als Frau K mehr Sicherheit in der

Selbstwahrnehmung und -behauptung entwickelt hatte, verschob sich der Fokus auf die Gestaltung positiver Beziehungen. Ein neuer Leitsatz lautete: „Ich bin verbunden und zugleich frei"; eine Formulierung, die ihre wachsende Fähigkeit widerspiegelte, Nähe zu genießen, ohne sich selbst aufzugeben (bessere Wahrnehmung und Regulierung von Nähe vs. Distanz).

Ein bedeutsamer Moment in der Therapie war, als Frau K berichtete, dass sie während einer Übung plötzlich eine körperliche Erinnerung an ein Kindheitserlebnis hatte: Sie war ca. sieben Jahre alt und hatte versucht, ihrer Mutter von einem Konflikt in der Schule zu erzählen. Die Mutter, selbst gestresst und überfordert, hatte abgewunken und gesagt: „Mach kein Drama daraus, sei ein großes Mädchen." In diesem Moment hatte Frau K gespürt, wie sich ihr Bauch zusammenzog und sie buchstäblich „die Luft anhielt", eine Körperreaktion, die sich in späteren Konfliktsituationen immer wieder wiederholte („Der Körper erinnert sich immer!"). Das Erlebnis illustriert aber auch die durch die Stresssituation der Mutter eingeschränkte Mentalisierungsfähigkeit, sich in diesem Moment in die Gefühlswelt bzw. Bedürftigkeit der Tochter einzufühlen oder eine Vorstellung von deren Not zu entwickeln. Das Kind lernte also: „Meine Probleme werden nicht erhört oder anerkannt, sind nicht wichtig und ich muss auf die Bedürfnisse anderer achten bzw. mich diesen anpassen, damit ich überhaupt (hoffentlich) wahrgenommen und geliebt werde."

Diese Erinnerung half ihr zu verstehen, wie früh sie gelernt hatte, ihre eigenen Gefühle als unwichtig oder übertrieben zu betrachten. Mit dieser Erkenntnis konnte sie beginnen, ein neues, mitfühlendes Verhältnis zu sich selbst zu entwickeln. Ein Leitsatz, der diesen Prozess unterstützte, war: „Ich nehme meine Gefühle ernst und behandle mich selbst mit Respekt."

Im Laufe des (Entwicklungs-)Prozesses berichtete Frau K von einer grundlegenden Veränderung in ihrem Selbsterleben. Sie beschrieb dies als „eine neue innere Stimme, die freundlich, aber bestimmt ist". Diese Stimme half ihr, ihre Bedürfnisse frühzeitig wahrzunehmen und angemessen zu kommunizieren, was zu einer deutlichen Reduktion der körperlichen Symptome und zu erfüllenderen Beziehungen führte.

In einer der letzten Sitzungen der Mittelstufe (die Therapie wurde mit der analytischen Oberstufe fortgeführt) reflektierte Frau K ihren **Entwicklungsprozess** mit einer treffenden Metapher: „Es ist, als hätte ich früher ständig in einer Fremdsprache gesprochen. Ich konnte mich verständlich machen, aber es war anstrengend und nie ganz authentisch. Jetzt spreche ich wieder meine *Mutter*sprache, mühelos und mit dem Gefühl, wirklich gehört zu werden."

Die Arbeit mit der Mittelstufe der ATP hatte Frau K nicht nur geholfen, spezifische Probleme zu bewältigen, sondern hatte auch zu einer tiefgreifenden Veränderung ihres Selbst- und Weltverständnisses geführt. Die Integration von autogenem Zustand, implizit-prozeduralen Bindungserfahrungen, emotionaler Wahrnehmung und kognitiver Umstrukturierung hatte ihr ermöglicht, neue, adaptivere Muster zu entwickeln und ihr Leben selbstbestimmter zu gestalten.

7 Analytische Oberstufe der ATP

Die analytische Oberstufe stellt die höchste Entwicklungsstufe des Verfahrens dar und wurde maßgeblich von Heinrich Wallnöfer entwickelt und geprägt (Wallnöfer, 1972, 1990, 1992). Sie baut auf J. H. Schultz' ursprünglicher Oberstufe des Autogenen Trainings auf, die bereits meditative und imaginative Elemente enthielt, und verbindet die in Grund- und Mittelstufe erworbenen Kompetenzen zur Erreichung eines autogenen Zustands sowie zum Erfahren von impliziten Bindungserfahrungen und Selbstwahrnehmung mit tiefenpsychologischen Konzepten und Techniken.

7.1 Theoretische Grundlagen und Konzeption

Bereits die klassische Oberstufe des Autogenen Trainings stellte den Zugang zu inneren Bildern und Symbolen in den Fokus. Durch die Weiterentwicklung im Rahmen der Autogenen Psychotherapie fand eine verstärkte Integration tiefenpsychologischer Konzepte statt, wobei dem behutsamen und systematischen Zugang zu unbewusstem, in Form von Bildern, Symbolen und Szenen spontan auftretendem Material besondere Bedeutung zukommt (Wallnöfer, 1990). Im therapeutischen Setting werden diese Inhalte mittels psychodynamischer Methodik aufgenommen und bearbeitet, was besondere Kenntnisse sowohl in Autogener Psychotherapie als auch in psychodynamischer Theorie und Symboldeutung seitens der Therapeut:innen voraussetzt.

Die theoretische Grundlage der analytischen Oberstufe besteht im Ziel, einen Zugang zu konflikthaften unbewussten Inhalten zu schaffen sowie wesentliche psychodynamische Prozesse, einschließlich Übertragungs- und Widerstandsphänomenen, bewusster zu machen (Freud, 1912; Wallnöfer, 1990). Eines der Hauptprinzipien stellt das Einüben einer „**gleichschwebenden Aufmerksamkeit**" dar (Freud, 1912), das einen möglichst vorurteilsfreien Umgang mit inneren Bildern und Symbolen erlaubt. Bereits von Schultz und Luthe (1959) als grundlegende Haltung für die

Grundstufe beschrieben, erhält dieses Prinzip in der analytischen Oberstufe eine besondere Vertiefung (Wallnöfer, 1990).

Die analytische Oberstufe der ATP baut zwingend auf der sicheren Beherrschung von Grund- und Mittelstufe sowie auf einer stabil hergestellten autogenen Entspannung und einer tragfähigen therapeutischen Beziehung auf. Der Übergang in diesen vertiefenden Prozess erfolgt daher erst nach entsprechender Vorbereitung und Stabilisierung.

Für die analytische Oberstufe werden spezifische Übungssätze verwendet, die in modifizierter Form nach Thomas (1967) und Schultz und Luthe (1969) entwickelt wurden. Ein zentrales Merkmal ist hierbei die dosierte und umsichtige Anwendung von Deutungen, wobei das Ziel darin besteht, die Selbstdeutungsfähigkeit der Patient:innen weiter zu fördern.

Im Zentrum des psychodynamischen Prozesses steht die symbolische Entschlüsselung der im autogenen Zustand auftretenden inneren Erlebnisse. Anders als bei extern induzierten imaginativen Verfahren wird das therapeutische Material hier überwiegend endogen generiert. Die Rolle der Therapeut:innen ist dabei vor allem begleitend: Sie unterstützen die emotionale Entlastung, die Bewusstmachung und Transformation wiederkehrender Beziehungsmuster sowie die Bearbeitung von Trauer und anderen belastenden Affekten, ganz im Sinne des tiefenpsychologischen Paradigmas des „Erinnerns, Wiederholens und Durcharbeitens" (Freud, 1914b).

Die Senkung des Ich-Bewusstseins und die damit verbundene Regression im autogenen Zustand bewirken eine erhöhte Durchlässigkeit zwischen bewussten und unbewussten Erlebnisinhalten (Schultz, 1932). Dies erleichtert die Mobilisierung und therapeutische Bearbeitung zuvor blockierter symbolischer Anteile und öffnet den Raum für eine ganzheitliche Integration körperlicher Resonanzphänomene im analytischen Prozess.

Elfriede Fidal (1995) schildert dazu eindrücklich im „Interview mit einem Schüler des Autogenen Trainings", wie eine umfassend praktizierte Autogene Psychotherapie – eingebettet in ein solides Arbeitsbündnis und begleitet von psychoanalytischer Reflexion – einen tiefgreifenden Zugang zur Bewältigung psychosomatischer Beschwerden bietet. Zentrale Wirkfaktoren sind dabei Ausdauer und Eigenverantwortung, das konstruktive Arbeiten an eigenen Widerständen und die Anerkennung, dass therapeutische Veränderung Zeit und Geduld erfordert. Die ATP wird so als Methode erfahrbar, die weit über die „reine Technik" hinausgeht und zur lebensbegleitenden Ressource für Selbstregulation, psychische Stabilität und Persönlichkeitsentwicklung wird.

7.2 Psychodynamische Prozesse

Die psychodynamische Arbeit in der analytischen Oberstufe basiert auf dem spontanen Auftreten innerer Bilder und Symbole, deren Bedeutung im Therapieprozess für das subjektive Erleben der Patient:innen entschlüsselt wird. Anders als bei anderen imaginativen Verfahren werden diese Inhalte nicht von außen induziert, sondern entstehen weitgehend aus dem individuellen Unbewussten der Patient:innen. Die Rolle der Therapeut:in ist dabei durch eine begleitende, akzeptierende und nicht direktive Haltung gekennzeichnet, die die autonome Entwicklung innerpsychischer Prozesse fördert.

Zu den spezifischen psychodynamischen Wirkfaktoren der analytischen Oberstufe zählt die Ermöglichung von psychischer Entlastung, wobei affektgeladene unbewusste Inhalte verarbeitet und integriert werden. Die symbolische Darstellung innerer Prozesse führt zu einem vertieften Verständnis eigener Erlebnis- und Verhaltensmuster sowie deren Fixierungen. Der therapeutische Rahmen eröffnet Entwicklungs- und Möglichkeitsräume, um kreative Lösungen für wiederkehrende Problemmuster zu erschließen und schwierige Emotionen wie Trauer im geschützten Setting zu bearbeiten. Weitere wichtige Faktoren sind das gezielte Arbeiten mit regressiven und progressiven Anteilen der Persönlichkeitsentwicklung sowie die Förderung von Ambivalenztoleranz und Antizipationsfähigkeit (Sedlak, 2012b).

7.3 Methodik der analytischen Oberstufe

Die analytische Oberstufe umfasst ein differenziertes Spektrum an Methodiken, deren Anwendung auf der stabilen Beherrschung von Grund- und Mittelstufe basiert und die eine gezielte Annäherung an unbewusste psychische Inhalte ermöglichen. Ein zentrales Verfahren stellt die Farberfahrung dar: Die Patient:innen werden im Zustand autogener Regression nach Beendigung der Grundstufenübungen dazu angeleitet, eine Farbe im inneren Erleben spontan „geschehen zu lassen", ohne diese bewusst zu erzeugen. Die hierdurch aufsteigende Farbe wird gemeinsam mit den assoziierten Gefühlen, Körperempfindungen und Gedanken exploriert und im therapeutischen Kontext psychodynamisch gedeutet (Wallnöfer, 1990).

Der methodische Ablauf gliedert sich nach Wallnöfer (1990) in mehrere Phasen: Nach der autogen-regressiven Vorbereitung durch die Grundstufe und der motivationalen Individualisierung mittels persönlicher Leitsätze oder Leitbilder aus der Mittelstufe folgen Vorstellungsübungen, die von einfachen, neutralen Bildsymbolen zu komplexeren, emotional besetzten Motiven überleiten. Dies ermöglicht ein allmähliches Hinführen zu einem freien Geschehenlassen von inneren Bildern im autogenen Zustand, wobei Patient:innen das aufkommende Material wahrnehmen, dokumentieren oder unmittelbar der Therapeut:in mitteilen (Wallnöfer, 1972, 1990). Die abschließende Nachbesprechung dient der gemeinsamen psychodynamischen Exploration dieser Inhalte.

Im weiteren Verlauf der analytischen Oberstufe werden verschiedene Erlebnisdimensionen systematisch erforscht: Dies umfasst Farberlebnisse, bei denen jede Farbe spezifische psychologische Qualitäten repräsentiert, die Vorstellung konkreter Gegenstände, Objekte bzw. archaischer Motive (wie Meer oder Berg) als Projektionsfläche für unbewusste Inhalte, die imaginative Verarbeitung abstrakter Begriffe und Werte (z. B. Freiheit, Vertrauen), die explizite Selbsterfahrung in verschiedenen Lebensphasen, die imaginative Begegnung mit der eigenen Person und mit anderen zur Exploration von Beziehungsmustern sowie das freie, themenungebundene Bilderleben. Zu den erweiterten therapeutischen Möglichkeiten zählen die

Märchentechnik und das Advanced Analytical Autogenic Training (AAAT), die eine vertiefte Bearbeitung kreativer und symbolischer Prozesse ermöglichen (Wallnöfer, 1990; Roßmanith, 1990) (s. Kapitel 7.6).

Die analytische Oberstufe erweitert die klassischen Verfahren durch gezielten Einbezug weiterer Erlebnisdimensionen. Dazu zählt insbesondere die von Ladenbauer (1995) beschriebene „omnimodale Wahrnehmung“, die auf einer integrativen Einbeziehung aller Sinnesmodalitäten (visuell, auditiv, taktil, olfaktorisch, gustatorisch, vestibulär sowie interozeptiv) basiert. Dieses Konzept hebt hervor, dass besonders tiefe emotionale und symbolische Prozesse dann zugänglich werden, wenn verschiedene Wahrnehmungskanäle nicht isoliert, sondern differenziert und wechselseitig verknüpft aktiviert werden. Entwicklungspsychologische und neurobiologische Erkenntnisse unterstreichen dabei den Wert eines ausgewogenen Zusammenspiels der Sinne, dessen therapeutische Bedeutung sich darin zeigt, dass Patient:innen neue, bisher wenig genutzte Erfahrungsräume erschließen können.

In der Praxis ist es für die Therapeut:in besonders relevant, zu erkennen, über welche Wahrnehmungskanäle Patient:innen primär Zugang zu ihren inneren Bildern finden, da eingeschränkte Modalitätswahl auf mögliche strukturelle Beeinträchtigungen hindeuten kann. Die therapeutische Aufgabe besteht dann darin, vor dem Hintergrund der intersubjektiven Übertragungsmatrix behutsam die Wahrnehmungsfähigkeit zu differenzieren und zusätzliche Sinnesbereiche zugänglich zu machen. Durch diese Erweiterung und die **intersubjektive Transformation** im Hier und Jetzt der therapeutischen Situation entwickelt sich eine verfeinerte Selbstwahrnehmung, die sowohl die Integrationsfähigkeit verschiedener Sinneseindrücke stärkt als auch eine verbesserte emotionale Regulierung ermöglicht. Damit können auch die Symbolisierungs- und Mentalisierungsfähigkeit gefördert werden: Die symbolischen Rohformen des primärprozesshaften inneren Erlebens können durch gedankliche, emotionale und kreative Bearbeitung nach und nach entschlüsselt, verstanden und in einen bewussten Zusammenhang – im Sinne eines sekundärhaften Erlebens – gebracht werden.

Ein kurzes Beispiel dazu:
Eine Patientin erlebt im Imaginationsprozess wiederkehrend „einen Berg“. Die intersubjektive Transformation würde bedeuten, dass sie – im geschützten und unterstützenden therapeutischen Rahmen – die emotionalen Qualitäten dieses Berges (z.B. Sicherheit, Bedrohung, Unerreichbarkeit) als Ausdruck eigener Bedürfnisse, Ängste oder innerer Konflikte erkennt und versteht. Durch diesen Prozess kann das Symbol „Berg“ im weiteren Verlauf bewusst genutzt werden, etwa für die Entwicklung von Ressourcen oder die Bearbeitung von Schwierigkeiten.

Methodisch wird dieser Prozess durch eine strukturierte Differenzierung der Erlebnisdimensionen unterstützt. Die Patient:innen werden beispielsweise dazu angeregt, Lebensphasen mittels Visualisierung zu reflektieren oder Beziehungsmuster in fantasievollen Begegnungsszenen auszudrücken. Das freie Bilderleben – als fortgeschrittenes Stadium – ermöglicht einen besonders direkten Zugang zum Unbewussten, ähnlich dem freien Assoziieren der Psychoanalyse, und gilt als Katalysator für nachhaltige Persönlichkeitsentwicklung (Wallnöfer, 1990).

Wesentlichen Einfluss nimmt dabei die intersubjektive therapeutische Beziehung. Durch Empathie, Akzeptanz und eine nicht direktive Haltung entsteht ein geschützter Rahmen, in dem selbst schwierige oder konfliktgeladene Inhalte exploriert werden können. Die Therapeut:in respektiert dabei die individuelle Bedeutung des inneren Bildes der Patient:in und schützt vor Überwältigung oder regressiven Prozessen (Balint, 1987). Nachbesprechungen erfolgen zunächst phänomenologisch, dann tiefenpsychologisch interpretierend; kreative Methoden wie das Gestalten oder Verschriftlichen der Erlebnisse können diesen Integrationsprozess zusätzlich unterstützen (Wallnöfer, 1990).

Insgesamt fördert die Methodik der analytischen Oberstufe systematisch die Zugänglichkeit unbewusster Anteile und deren Bearbeitbarkeit, indem sie psychodynamische mit kreativen und körperorientierten Zugängen integriert.

7.4 Therapeutische Beziehung und Praxis

In der analytischen Oberstufe kommt der therapeutischen Beziehung eine besondere Bedeutung zu, da sie den geschützten Rahmen für die Exploration unbewusster Inhalte bildet und selbst ein wesentliches Medium des therapeutischen Prozesses darstellt. Die Haltung der Therapeut:in ist durch Empathie, Akzeptanz und Neutralität geprägt. Sie verfolgt einen nicht direktiven, akzeptierenden Ansatz, respektiert die Autonomie der Patient:innen im Umgang mit spontan auftauchendem Material und begleitet diese auf ihrem inneren Weg, ohne zu dirigieren oder zu bewerten. Der Fokus liegt darauf, Patient:innen in der Integration und im Verstehen des Erlebten zu unterstützen sowie eigene Bedeutungen zu entwickeln, wobei Übertragungs- und Gegenübertragungsprozesse als diagnostische und therapeutische Instrumente genutzt werden.

Ein weiteres elementares Moment ist die Arbeit mit Erinnerungen: Im Zustand tiefer autogener Regression können biografische Erinnerungen ins Bewusstsein treten, die im Alltagsbewusstsein sonst nicht zugänglich wären. Deren Bearbeitung ermöglicht wichtige Rückschlüsse auf unbewusste Konflikte und prägende Bindungserfahrungen und fördert deren Integration. Daneben umfasst die analytische Oberstufe die bewusste Arbeit mit körperlichen Empfindungen und deren symbolischer Bedeutung. Körperwahrnehmungen werden nicht lediglich physiologisch interpretiert, sondern werden vor allem als Ausdruck psychodynamischer Zustände aufgefasst, wodurch eine Integration somatischer und psychischer Dimensionen begünstigt wird.

Ein weiteres bedeutsames Arbeitsfeld bildet die Verarbeitung von Träumen. Träume können im Zustand der autogenen Regression leichter erinnert, durchlebt und exploriert werden; Trauminhalte lassen sich kreativ weiterentwickeln oder modifizieren, was die Bearbeitung tieferliegender unbewusster Prozesse unterstützt.

Die Praxis der analytischen Oberstufe sieht nach Erreichen des Regressionszustandes eine offene und nicht direktive Einladung vor, etwa: „Ich bin gespannt, welche Bilder oder Empfindungen jetzt von selbst kommen."

Damit wird eine passive, beobachtende und möglichst nicht steuernde Haltung gefördert, in der die Patient:innen spontan auftauchende Inhalte (Bilder, Gefühle, Gedanken etc.) wahrnehmen und in ihrer Eigenbewegung belassen. Diese Vorgehensweise fördert einen unzensierten Zugang zum Unbewussten.

Nach einer Phase innerer Exploration erfolgt das Zurücknehmen nach dem etablierten Schema der ATP, wobei eine behutsame Transition in den Wachzustand angestrebt wird, um das innere Erleben präsent und die Integrationsleistung fördernd zu bewahren. In der sich anschließenden Nachbesprechung werden die inneren Erfahrungen zunächst phänomenologisch beschrieben und im weiteren Verlauf interpretativ eingeordnet. Die Deutungsarbeit bleibt psychoanalytisch fundiert, wird jedoch an die Besonderheiten der analytischen Oberstufe angepasst: Die inneren Inhalte werden als Manifestationen unbewusster Prozesse verstanden, die auf aktuelle Konflikte, biografische Inhalte, nicht repräsentierte Zustände oder archetypische Muster verweisen. Die Bedeutungsfindung erfolgt im dialogischen Prozess gemeinsam mit der Patient:in.

Die Integration des Erlebten in das Alltagsbewusstsein stellt eine wesentliche Phase im Setting der analytischen Oberstufe dar. Erfahrungen und Einsichten aus der Regression werden mit aktuellen Lebenssituationen verknüpft, was den Transfer der Symbol- und Bedeutungsarbeit in konkrete Verhaltens- und Erlebensveränderungen fördert. Die Dokumentation durch kreative Ausdrucksformen (z.B. Schreiben, Zeichnen) kann diesen Prozess vertiefen und gibt einen nachhaltigen Zugriff auf die inneren Bilder und deren Entwicklung.

Die analytische Oberstufe erweitert das therapeutische Spektrum der ATP grundlegend: Sie ermöglicht eine komplexe Integration körperorientierter Selbstregulation mit intentionalen und bildorientierten Zugängen zum Unbewussten und stützt sich dabei auf ein tiefenpsychologisches Verständnis des Menschen. Sie vereint Elemente der freien Assoziation mit aktiver Imagination, wobei der Zustand der autogenen Regression einen einzigartigen Zugang zu unbewussten Prozessen gewährleistet, ohne die Ich-Funktionen vollständig aufzugeben.

Darüber hinaus bietet die analytische Oberstufe einen Zugang zu spirituellen, existenziellen und transpersonalen Erfahrungsqualitäten, was in der therapeutischen Tradition der ATP ausdrücklich respektiert und prozessbegleitend integriert werden kann. Dies ermöglicht es den Patient:innen, Sinn- und Transzendenzfragen in den therapeutischen Prozess einzubeziehen, ohne weltanschauliche Vorgaben zu machen.

Die analytische Oberstufe stellt hohe Anforderungen an die fachlichen und persönlichen Kompetenzen der Therapeut:innen; eine fundierte Ausbildung in tiefenpsychologischer Methodik und Selbsterfahrung sind unerlässlich (Wallnöfer, 1990).

7.5 Wirkungen und therapeutische Effekte

Die Wirksamkeit der analytischen Oberstufe beruht auf dem Zugang zum Unbewussten durch teilweise Umgehung bewusster Abwehrmechanismen, der symbolischen Verarbeitung schwer zugänglicher Erfahrungen, der Integration von Körper und Psyche, der Stärkung der Selbstreflexion und Mentalisierung sowie der therapeutischen Beziehung im Hier und Jetzt als Veränderungsfaktor. Die therapeutischen Wirkungen umfassen emotionale Entlastung, Einsicht in psychische Muster, kreative Problemlösungen, Bearbeitung von Trauer und Verlusterfahrungen, Regression und Progression für Persönlichkeitsentwicklung, spontane Korrektur emotionaler Erfahrungen, Förderung der Ambivalenztoleranz und Unterstützung der Antizipationsfähigkeit.

Zusammenfassend kann gesagt werden, dass die analytische Oberstufe durch die Integration verschiedener Interventionsansätze zu tiefgreifender und nachhaltiger therapeutischer Veränderung beiträgt, indem sie das Spektrum von Selbstregulation, intentionaler und bildhafter Arbeit bis zur systematischen Exploration des Unbewussten miteinander verbindet.

7.6 Fallvignette Frau L – „Von der Trennungsangst zur symbolischen Repräsentanz"

Frau L, 45 Jahre alt, Elementarpädagogin, kam wegen anhaltender depressiver Verstimmung und wiederkehrenden Angstattacken in die Therapie. Die Symptome hatten sich nach der Trennung von ihrem langjährigen Partner vor einem Jahr verstärkt. Obwohl die Trennung von ihr selbst ausgegangen war, litt sie unter intensiven Verlassenheitsgefühlen und einer tiefen Verunsicherung ihrer Identität.

In der Anamnese wurde deutlich, dass Frau L bereits in ihrer frühen Kindheit mehrere traumatisierende Verlusterfahrungen erlebt hatte. Ihre Mutter war oft krank gewesen und für längere Zeiträume im Krankenhaus, während ihr Vater mit der Situation überfordert war und emotional wenig präsent sein konnte. Diese frühen Erfahrungen hatten zu einer tiefen Verlustangst und einem unsicheren Bindungsmuster geführt.

Frau L hatte bereits vor mehreren Jahren die Grundstufe der Autogenen Psychotherapie erlernt und praktizierte diese regelmäßig. In einer früheren therapeutischen Begleitung hatte sie auch Erfahrungen mit der Mittelstufe gesammelt und mit Leitsätzen wie „Ich bin geborgen und sicher" und „Ich vertraue meinem Weg" gearbeitet. Diese hatten ihr geholfen, die akute Krise nach der Trennung zu bewältigen, aber die tieferliegenden Konflikte blieben bestehen.

Nach einer Phase der diagnostischen Abklärung und des Beziehungsaufbaus mit Wiederholen der Grundstufe sowie einer Phase des weiteren therapeutischen Einübens von Leitsätzen und Leitbildern wurde entschieden, mit der analytischen Oberstufe der ATP zu beginnen, um die unbewussten Anteile ihrer Trennungs- und Verlustängste zu bearbeiten. Frau L war motiviert für diese tiefere Arbeit und verfügte über gute Voraussetzungen: Sie konnte den autogenen Zustand sicher herstellen, verfügte über eine gute Introspektionsfähigkeit und eine stabile Ich-Struktur.

Die Arbeit mit der analytischen Oberstufe begann mit einfachen Farberlebnissen. Frau L wurde angeleitet, im autogenen Zustand verschiedene Farben zu visualisieren, wobei sie mit Blau begann. Sie beschrieb das

Blau zunächst als „kühl und distanziert", dann aber auch als „tief und bergend wie das Meer". Diese ambivalente Erfahrung spiegelte ihre Ambivalenz gegenüber Nähe und Distanz in Beziehungen wider. Dieses Bindungsmuster wurde auch in der intersubjektiven therapeutischen Beziehung im Hier und Jetzt deutlich sichtbar, die Therapeutin nahm diese Beobachtung vorerst sensibel zur Kenntnis.

In den folgenden Sitzungen wurden weitere Farben exploriert. Besonders intensiv erlebte Frau L die Farbe Rot, die bei ihr starke emotionale Reaktionen auslöste – von Wärme und Lebendigkeit bis hin zu einem Gefühl von Bedrohung. In der Nachbesprechung wurde deutlich, dass Rot für sie mit Leidenschaft und Nähe verbunden war, aber auch mit der Angst vor Verletzung und Verlust.

Nach einigen Wochen der Arbeit mit Farben wurde zur Gegenstandsvorstellung übergegangen. Frau L visualisierte in der autogenen Regression autonom eine Blume. Sie sah eine einzelne Rose, die in karger Umgebung wuchs. Ein Bild, das ihre Selbstwahrnehmung als „allein, aber stark" („Ich benötige nicht viel zum Überleben") widerspiegelte. In späteren Sitzungen veränderte sich dieses Bild. Die Rose stand nun in einem Garten mit anderen Blumen, behielt aber ihre Individualität. Frau L befand sich bereits in „voller Blüte", was auch als Zeichen ihrer „In der Hochblüte des Lebens"-Situation interpretiert werden könnte, ebenso in Bezug auf die Sexualität. Diese Transformation spiegelte einen beginnenden inneren Veränderungsprozess wider.

Ein bedeutender Durchbruch ereignete sich in der Phase der persönlichen Selbsterfahrung. Frau L wurde angeboten, sich selbst in verschiedenen Lebensphasen zu visualisieren. Als sie sich als kleines Mädchen sah, erlebte sie plötzlich eine intensive emotionale Reaktion, tiefe Traurigkeit und ein Gefühl des Verlassenseins. Sie sah sich als etwa vierjähriges Kind vor dem Krankenhaus stehen, in dem ihre Mutter lag, und konnte die damalige Verzweiflung und Hilflosigkeit deutlich spüren.

In der Nachbesprechung wurde diese Szene behutsam exploriert. Frau L erkannte, dass ihre aktuellen Verlassenheitsgefühle nach der Trennung mit diesen frühen Erfahrungen verbunden waren. Der Verlust des Partners hatte die alten Traumata reaktiviert. Diese Einsicht war schmerzhaft, aber auch befreiend, da sie ihr half, ihre gegenwärtigen Reaktionen besser zu verstehen. Die Therapeutin spürte in ihrer Gegenübertragung das verzweifelte, hilflose Kind und hätte es am liebsten in die Arme genommen und getröstet. Diese Gegenübertragungsfantasie, die ohne Worte blieb und real nicht ausagiert wurde, war trotzdem stimmungsmäßig im Therapieraum spürbar und vermittelte Frau L implizit, dass sie vom anderen gespürt und gedacht wird.

In den folgenden Wochen wurde die Arbeit mit verschiedenen Selbstbildern fortgesetzt. Parallel dazu wurden in der intersubjektiven therapeutischen Beziehung Übertragungsaspekte bearbeitet, die sich in Form von Ängsten vor Ablehnung und Verlassenwerden zeigten. Die Therapeutin bot nun eine zuverlässige, nicht wertende Präsenz, die korrigierende Beziehungserfahrungen ermöglichte.

Ein weiterer wichtiger Schritt war die Begegnung mit bedeutsamen Personen im autogenen Zustand. Frau L visualisierte Begegnungen mit ihrer Mutter, ihrem Ex-Partner und anderen wichtigen Bezugspersonen. In diesen imaginären Begegnungen konnte sie unausgesprochene Gefühle ausdrücken und neue Perspektiven entwickeln. Besonders bewegend war eine Begegnung mit ihrer Mutter, in der sie zum ersten Mal deren eigene Verletzlichkeit und Not wahrnehmen konnte.

Nach intensiver Arbeit mit der analytischen Oberstufe berichtete Frau L von deutlichen Veränderungen. Ihre depressive Verstimmung hatte sich aufgehellt und die Angstattacken waren seltener und weniger intensiv geworden. Sie hatte begonnen, neue soziale Kontakte zu knüpfen, und war offener für die Möglichkeit neuer Beziehungen, ohne sich davon überwältigen zu lassen.

In der Abschlussphase der Therapie wurde das Erreichte konsolidiert und die selbstständige Weiterarbeit wurde vorbereitet. Frau L hatte gelernt, die analytische Oberstufe auch eigenständig für ihre Selbsterforschung zu nutzen, und hatte einen differenzierteren Zugang zu ihren inneren Bildern und Symbolen entwickelt. Sie hatte ein tieferes Verständnis für ihre Bindungsmuster gewonnen und konnte diese nun bewusster gestalten.

Der Fall von Frau L zeigt exemplarisch, wie die analytische Oberstufe der ATP einen weiteren vertieften Zugang zu unbewusstem Material ermöglichen kann, der zu umfassenden Einsichten und Veränderungen führt. Durch die Verbindung (impliziter) körperlicher Zustände mit der Wahrnehmung von Entspannung, symbolischer Repräsentation und analytischer Bearbeitung konnte eine Integration auf verschiedenen Ebenen erreicht werden. Die analytische Oberstufe hatte Frau L ermöglicht, nicht nur ihre Symptome zu lindern, sondern auch die zugrunde liegenden Konflikte zu bearbeiten und ein neues Selbst- und Beziehungsverständnis zu entwickeln.

8 ATP bei Kindern und Jugendlichen

„Wenn ich einmal groß bin ... ...,
kommt mir vieles in den (Un-)Sinn,
hab' ich doch unendlich Zeit,
lebe fort in alle Ewigkeit!"
(Brigitte Bischof, 2025)

Die Autogene Psychotherapie ist eine bewährte und wirkungsvolle Methode zur Förderung von Selbstregulation, emotionaler Kompetenz und psychosozialer Entwicklung und kann erfolgreich bei Kindern und Jugendlichen eingesetzt werden (Gerber, 1987). Da sich diese Altersgruppe hinsichtlich kognitiver Fähigkeiten, emotionaler Regulationsmechanismen und sozialer Ressourcen wesentlich von Erwachsenen unterscheidet, erfordert die ATP spezifische Anpassungen in ihrer Durchführung. Bei defizitären Erfahrungen von Wärme, Rhythmus und Konstanz ist schon mit der Grundstufe eine Möglichkeit des Auftankens im Sinne einer korrigierenden Neuerfahrung gegeben.

8.1 Entwicklungspsychologische Grundlagen

Eine wirksame Anwendung der ATP bei Kindern und Jugendlichen setzt fundierte Kenntnisse der spezifischen Entwicklungsphasen voraus, berücksichtigt deren besondere Bedürfnisse und Fähigkeiten und nutzt schließlich ihre natürliche Offenheit für imaginative Prozesse. Insbesondere die altersangepasste Selbstregulation und Symbolisierungsfähigkeit sind dabei zentral. Kinder im Vorschul- und frühen Schulalter (ca. 5–8 Jahre) bewegen sich noch ganz im Bereich des anschaulichen, bildhaften Denkens und sind fantasiegeleitet und spielerisch unterwegs. Das abstrakte Denken, welches für klassische Übungssätze wie „Der rechte Arm ist ganz schwer" erforderlich wäre, ist noch nicht ausreichend ausgeprägt. Vielmehr bieten sich in diesem Alter spielerische Zugänge an, z. B. kurze Märchen, erfundene passende Geschichten, das Malen von Erlebnissen oder das Sich-etwas-Vorstellen (wie ein „schweres Tier" zu sein), die von den Kindern intuitiv und mit Freude aufgenommen werden. Erst im späteren Primarschulalter (9–12 Jahre) und besonders in der Adoleszenz sind Kinder fähig, abstrakter und differenzierter zu denken, logische Zusammenhänge zu erfassen und komplexere innere Vorgänge zu reflektieren.

Jugendliche befinden sich in einer Lebensphase, in der die Herausbildung einer eigenen Identität und die Ablösung von den primären Bezugspersonen zentrale Entwicklungsaufgaben darstellen (Burian-Langegger, 2005). Diese Zeit ist durch eine ausgeprägte narzisstische Vulnerabilität charakterisiert – körperliche Veränderungen, die oft mit Gefühlen der Fremdheit einhergehen, verstärken die ohnehin fragile Selbstwahrnehmung („Wer bin ich?", Burchartz, 2021). Die Anforderungen an die Konzeption und den therapeutischen Prozess der ATP unterscheiden sich zwischen Jugendlichen und Erwachsenen weniger als zwischen Kindern und Erwachsenen, dennoch braucht es spezifische methodische und relationale Anpassungen. Dementsprechend müssen sich die Sprache, Methodik und auch die Zielsetzung der ATP an der Entwicklung der Kinder bzw. Jugendlichen orientieren (Petermann, 2005). Die Symbolisierungsfähigkeit und das Körperbewusstsein werden gezielt gefördert, z. B. durch den Einsatz von Märchen, Fantasiereisen, Tier-Rollenspielen oder bildhaften Erzählungen statt von abstrakten Vorstellungen.

Jugendliche werden außerdem zunehmend mit Themen wie Identität und Beziehung konfrontiert und in der ATP darauf bezogen unterstützt, wobei Freiheits- und Autonomiebedürfnisse besondere Beachtung finden. Die klassischen Grundübungen der ATP können bei ihnen weitgehend beibehalten werden, wobei imaginative Vorstellungen einen deutlich größeren Raum einnehmen. Jugendliche profitieren von der Möglichkeit, innere Erlebnisse in einem kreativen Setting zu explorieren und individuell zu gestalten.

8.2 Indikationen und Anwendungsbereiche

Die Lebenswelt von Kindern und Jugendlichen ist zunehmend durch Leistungsdruck und verschiedene Stressoren geprägt, was die Entwicklung von Selbstwirksamkeit und Vertrauen in die eigenen Fähigkeiten erschwert. Hier setzt die Autogene Psychotherapie an, um diese zentralen Kompetenzen gezielt zu fördern. Empirische Studien und praktische Erfahrungsberichte belegen die Wirksamkeit der ATP in einem breiten Spektrum psychischer und psychosomatischer Störungen. Die Indikation zur Anwendung reicht von Verhaltensstörungen bis hin zu psychosomatischen Störungen, wobei allen gemeinsam ist, dass konfliktbehaftete Fixierungsprozesse einer dynamischen Entwicklung entgegenstehen. Konflikte im sozialen Umfeld, die sich in individuellen Symptommustern äußern, sind dabei häufig.

Im klinischen Alltag treten psychische Störungen bei Kindern und Jugendlichen vermehrt auf und verlangen spezifisch angepasste Interventionen der ATP. Jungen zeigen öfter aggressives Verhalten, während Mädchen vermehrt Angst, depressive Symptome oder psychosomatische Beschwerden präsentieren (Bürgin, 1993).

Typische Störungsbilder

Die ATP wird besonders bei Angststörungen und Phobien eingesetzt, etwa bei Schul- und Prüfungsangst, und erleichtert durch ihre entspannende Wirkung das emotionale Bewältigen spezifischer Ängste. Bei Konzentrations- und Aufmerksamkeitsstörungen, wie ADHS oder frühkindlichen Regulationsstörungen (Kernberg et al., 2001), unterstützt die ATP die Entwicklung von Selbstregulation und Körperbewusstsein, was einen förderlichen Einfluss auf impulsives oder sozial problematisches Verhalten hat (Streeck-Fischer, 2021). Ebenfalls profitieren Kinder und Jugendliche mit psychosomatischen Beschwerden, wie funktionellen Bauchschmerzen, Kopfschmerzen sowie Schlaf- und Essstörungen, da die ATP über die Regulation des Muskeltonus und des vegetativen Nervensystems zu einer psychophysischen Entspannung führt; mit positiven Effekten auf Symptomatik und Verhalten (Schultz, 1932).

Bei Störungen der Emotionsregulation – etwa im Rahmen depressiver Verstimmungen mit erhöhter Suizidalität – hilft die ATP, im therapeutischen Prozess Wärme, Rhythmus und Konstanz zu vermitteln und so die emotionale Entwicklung und Gefühlsregulation zu stärken. Angesichts des gesellschaftlichen Leistungsdrucks gewinnt die Stressbewältigung eine zentrale Bedeutung, wobei die ATP sowohl präventiv als auch therapeutisch darauf abzielt, Resilienz und Entspannungsfähigkeit zu stärken; schon innerhalb einer Kurzzeittherapie können ressourcenorientierte Erfolge erzielt werden.

Darüber hinaus trägt die ATP dazu bei, das Selbstwertgefühl zu steigern, etwa durch die Erfahrung gesteigerter Selbstwirksamkeit und verbesserter Körperwahrnehmung. Modifizierte Anwendungen erlauben auch eine unterstützende Behandlung von Traumafolgestörungen und Suchtproblemen. Insgesamt fördern die Interventionen Selbstregulation, emotionale Kompetenz, Körperbewusstsein und Selbstwert; sie wirken präventiv gegen psychische Störungen und öffnen neue Entwicklungsräume, indem sie Selbstreflexion, Autonomie und soziale Beziehungsfähigkeit stärken und so nachhaltig die psychosoziale Entwicklung beeinflussen.

Die zentralen Ziele der ATP mit Kindern und Jugendlichen sind die Förderung von Selbstregulation, Körperbewusstsein, emotionaler Kompetenz und Selbstwert sowie die Prävention psychischer Störungen. Darüber hinaus werden wesentliche Entwicklungsräume für Selbstreflexion, Autonomie und die Entwicklung sozialer Beziehungen eröffnet, was sich positiv und nachhaltig auf die psychosoziale Entwicklung auswirkt.

8.3 Altersspezifische Anpassungen

Die Vermittlung der Autogenen Psychotherapie bei Kindern unterscheidet sich deutlich von der Arbeit mit Erwachsenen. Zu Beginn steht die ganzheitliche Erfahrung von Anspannung und Entspannung, wobei die kindliche Neugier während des gesamten Prozesses erhalten bleiben sollte. Kinder entdecken die Elemente – vorerst der Grundstufe der ATP – meist spielerisch und neu, besonders durch den Einsatz von Vorstellungsbildern, da sie Vorstellungen leichter in Wirklichkeit umsetzen können. Die Altersuntergrenze für ATP liegt in der Regel bei acht Jahren.

Bei Jugendlichen entfaltet die Autogene Psychotherapie ihr Potenzial, wenn sie nicht nur symptomorientiert, sondern auch entwicklungsfördernd eingesetzt wird. Sie ermöglicht einen kreativen Zugang zu unbewussten Prozessen und fördert die Harmonisierung von belastenden Affekten, Identitätskonflikten und psychosomatischen Beschwerden. In den typischen Krisen der Adoleszenz – z.B. im Umgang mit Körperbild, Autonomie, Beziehung oder Rollen – unterstützt ATP die Entwicklung regulierender Strategien und stärkt die Selbstwirksamkeit (Biermann, 1978).

Im therapeutischen Alltag erhalten Kinder und Jugendliche mit der ATP ein individuell zugeschnittenes, ressourcenorientiertes Instrumentarium, das sowohl die Symptomreduktion als auch die Förderung der psychischen Resilienz und Entwicklung unterstützt.

Im **Einzelsetting** werden Übungen und Sprache dem Alter und Entwicklungsstand angepasst. Kürzere Aufmerksamkeitsspannen erfordern verkürzte und abgestufte Übungseinheiten, beginnend bei 1–2 Minuten bei Kindern, steigerbar auf 5–10 Minuten bei Jugendlichen (Kruse, 1992).

Das **Gruppensetting** unterstützt soziale Interaktion und gemeinsames Erleben. Gruppendynamische Prozesse fördern soziale Kompetenzen und die Bereitschaft zur Selbstöffnung. Kinder und Jugendliche profitieren von kleinen, altersgleichen Gruppen (meist 3–6 Teilnehmer:innen).

Auch die räumliche Gestaltung wird dem Alter angepasst: Kinder üben auf Matten, Kissen oder in „Kuschelecken". Nach der Entspannung können sie ihre Erfahrungen gestalterisch umsetzen, z.B. durch Malen oder Modellieren. Diese **„Regressionsbilder"** wirken als Übergangsobjekte (Winnicott, 1969, 1973) und erleichtern die Übernahme der Übungen ins eigene Handeln.

Da Kinder ein stärkeres Bedürfnis nach Bewegung haben, bekommt körperliche Aktivität neben der Entspannung eine zentrale Rolle. **Bewegungsspiele** helfen, die Polarität von Anspannung und Entspannung erfahrbar zu machen; die Übungen führen die Kinder von Aktivität zur Ruhe, beispielsweise bei langsamer werdenden Bewegungen am Ende eines Spiels (Moratelli, 1999).

8.4 Einbezug der Eltern und des sozialen Umfeldes

Ein fundamentaler Unterschied der Methodik besteht hier in der Einbeziehung von Bezugspersonen. Während Erwachsene die ATP weitgehend selbstständig erlernen und ausüben, ist bei Kindern und Jugendlichen die Einbindung der Eltern oder anderer primärer Bezugspersonen oft essenziell. Das soziale Umfeld (Familie, Schule) sollte grundsätzlich mitberücksichtigt werden, da es maßgeblichen Einfluss auf den Therapieerfolg hat (Katschnig, 2000).

Der Einbezug der Eltern stellt einen wichtigen Balanceakt dar: Wie sehr soll man die Eltern mit einbeziehen, damit sie das Kind beim Üben unterstützen? Gleichzeitig ist es aber wichtig, dass Kinder und Jugendliche die ATP als etwas Eigenes erleben können und nicht als von den Eltern aufgezwungen. Die Motivation zur ATP ist für das Kind sehr wichtig, weshalb vor der Behandlung mit dem Kind und den Eltern Gespräche geführt werden sollten. Dies betrifft vor allem das Thema, wie die Unterstützung der Kinder beim regelmäßigen Üben zu Hause erfolgen sollte. Außerdem erhalten die Eltern wichtige Informationen über die Methode und die psychotherapeutische Arbeitsweise. Die Elternarbeit wird regelmäßig durchgeführt und kann Beratung, Reflexion familiärer Muster und Unterstützung der Autonomie des Kindes oder Jugendlichen umfassen (Moratelli, 1995).

Die Motivation der Kinder und der Jugendlichen muss besonders gestärkt werden, weil es für einen Veränderungsprozess notwendig ist, dass sie zu Hause mindestens zweimal täglich üben. Mit ihnen wird besprochen, wie sie das zu Hause machen könnten. Die Eltern werden darauf aufmerksam gemacht, dass sie ihre Kinder allein üben lassen sollen. Das Üben darf nicht als Hausaufgabe oder als eine Pflichtübung aufgefasst werden. Die Eltern sollen sich nur kurz vergewissern, ob geübt wurde, oder bei Bedarf gelegentlich daran erinnern.

Der genaue Therapieplan mit Kindern und Jugendlichen ist abhängig von den psychotherapeutisch-diagnostischen Überlegungen im Hinblick auf die bestehende Symptomatik auf dem Hintergrund der Familien- und Psychodynamik des Gesamtgeschehens: Geht es z.B. um Entwicklungsdefizite, um Konfliktbearbeitung, um Selbst- oder Identitätsprobleme oder um Traumafolgestörungen?

8.5 Anpassung der Grundstufe, Mittelstufe und Oberstufe

Für Kinder und Jugendliche wird die **Grundstufe** der Autogenen Psychotherapie vereinfacht und individuell angepasst. Meist genügen Schwere-, Wärme- und einfache Atemübungen; andere Übungssätze werden je nach Entwicklungsstand ergänzt oder ausgelassen, insbesondere die Herzübung, um Ängste zu vermeiden. Bildhafte Vorstellungen ersetzen verbale Anleitungen, etwa indem die Schwereübung als Geschichte erzählt wird, z.B.: „Der Arm liegt wie ein schwerer Sandsack auf der Unterlage." Das Zurücknehmen kann durch Bewegungsbilder vermittelt werden, z.B.: „Fäuste ballen, lockerlassen; recken und strecken wie eine Katze, die sich räkelt, wenn sie aufwacht, und mit den Beinen strampelt."

Um das häusliche Üben und v.a. die Autonomie zu fördern, gestalten die Kinder **Abgrenzungsbilder** wie „Bitte nicht stören – Autogenes Training!", in denen sie ihre Bedürfnisse mit individuellen Motiven ausdrücken. Diese sind häufig mit aggressiven Inhalten (bissiger Hund, Löwe, Drache, Pistole), aber auch mit Blumen oder netten Tieren assoziiert. Die Kinder hängen diese Bilder an ihre Zimmertür.

Mit steigendem Alter sind auch die Anforderungen und Möglichkeiten höher: Ältere Kinder und Jugendliche können zunehmend mit den klassischen Übungssätzen der Grundstufe arbeiten. Die Integration kreativer Methoden, wie das **Malen von Erlebnissen oder das Verbalisieren von inneren Bildern**, unterstützt den Transfer des Gelernten in die Lebenswelt der Kinder und Jugendlichen.

Die **Mittelstufe** mit Leitsätzen und Leitbildern kann sowohl bei Kindern als auch bei Jugendlichen eingesetzt werden, wobei die Formulierungen altersgerecht gestaltet werden. Das Erleben von Rhythmus zwischen Aktivität und Passivität ist besonders bedeutend und wird oft mit kreativen Methoden wie **Zeichnungen** oder **Musik** ergänzt. Hier stehen die Persönlichkeitsentwicklung und Förderung der Selbstregulation im Fokus.

Die **analytische Oberstufe** wird in der Regel erst bei älteren Jugendlichen mit ausreichender Reflexionsfähigkeit angeboten. Bei jüngeren Kindern können jedoch Elemente der Bildarbeit in Form von Fantasiereisen integriert werden. Diese imaginativen Elemente können Malen, Zeichnen oder Gestalten umfassen, die bereits früh in den therapeutischen Prozess integriert werden können.

8.6 Modifikation der therapeutischen Beziehung

Die therapeutische Beziehung in der Autogenen Psychotherapie mit Kindern und Jugendlichen unterscheidet sich deutlich von jener mit Erwachsenen. Kinder und Jugendliche benötigen einen emotional verlässlichen, spielerisch zugewandten und strukturierten Rahmen. Die Therapeut:in übernimmt eine anleitende, empathische und motivierende Rolle, die mehr Struktur und emotionale Verfügbarkeit bietet, ohne die Prinzipien der ATP zu verlassen. Während die Übungen bei Kindern zunächst angeleitet werden, ist die selbst erlebte Entspannungsreaktion wesentlich, da sie die Selbstwirksamkeit stärkt und Bewältigungskompetenzen fördert. Jugendliche können in der Regel mehr Eigenverantwortung übernehmen und werden methodisch ähnlich wie Erwachsene behandelt.

Kinder benötigen aufgrund ihrer noch unreifen kognitiven und emotionalen Fähigkeiten mehr Anleitung und gezielte Unterstützung bei der Entwicklung von Selbstregulationsfähigkeiten. Bei **Jugendlichen** ist eine empathische, abwartende **Holding Function** besonders wichtig (Streeck-Fischer, 2021), da sie sowohl Autonomie und Selbstwirksamkeit erleben sollen, als auch einen sicheren Rahmen brauchen.

Authentizität, Wärme und echtes Interesse sind zentrale Aspekte der Beziehungsgestaltung. Kinder und Jugendliche spüren Unaufrichtigkeit rasch; eine Begegnung auf Augenhöhe schafft Vertrauen und ist für den Therapieerfolg unerlässlich. Die Therapeut:in fungiert als **Hilfs-Ich** und bietet verlässliche emotionale Unterstützung. Diese zeigt sich in pünktlichen Terminen, Interesse am Alltag und einer stabilen Beziehung, selbst bei herausforderndem Verhalten. Flexibilität und spielerische Elemente nach Winnicott sind ebenfalls relevant.

Wertschätzung und echtes Interesse an der individuellen Lebenswelt stärken die therapeutische Beziehung, indem sie vermitteln, dass die Kinder bzw. Jugendlichen in ihrer Gesamtheit gesehen und respektiert werden. Gerade bei Jugendlichen ist der Aufbau der therapeutischen Beziehung oft besonders herausfordernd. Widerstände oder geringe Behandlungsmotivation sind häufig und erfordern von der Therapeut:in Sensibilität, Geduld und die Fähigkeit, zwischen verschiedenen Rollen zu wechseln: Autoritäten, Vertraute, Lehrende und Begleitende. Hohe professionelle Kompetenz und Selbstreflexion sind für die Balance zwischen Struktur und Flexibilität unerlässlich.

Die **Adoleszenz** ist durch eine weniger gefestigte Ich-Funktion und eine primärprozesshafte Kommunikation geprägt, was die Beziehungsgestaltung zusätzlich erschwert. Viele Jugendliche erleben Hilfe als narzisstische Kränkung und haben Mühe, eigene Probleme zu erkennen und anzusprechen.

Die ATP bietet einen geschützten, kreativen Zugang zum Unbewussten, fördert leib-seelische Harmonisierung und unterstützt die Entwicklung von regulierenden Strategien und Selbstwirksamkeit (Biermann, 1978). Empirische Untersuchungen bestätigen die Wirksamkeit der ATP bei verschiedenen kinder- und jugendpsychiatrischen Störungsbildern (Deimel & Thimme, 2021; Stetter & Kupper, 2002). Zukünftige Forschung sollte störungsspezifische Protokolle, Langzeiteffekte und digitale Unterstützungstools weiterentwickeln, um die Motivation junger Klient:innen zu fördern.

Die Autogene Psychotherapie stellt somit eine wertvolle Ergänzung im Spektrum der kinder- und jugendpsychotherapeutischen Interventionen dar, die sowohl therapeutisch als auch präventiv eingesetzt werden kann und jungen Menschen nachhaltige Kompetenzen zur Selbstregulation und Stressbewältigung vermittelt.

8.7 Fallvignette „Beate und ihre symbolische Schildkröte"

Beate (Name geändert), 8 Jahre alt, stellte sich erstmals in Begleitung ihrer Großmutter vor. Die Therapeutin erlebte sie als „scheues Reh", zugleich mit dem Eindruck eines (bedrohlich) „lauernden Tigers", eine Symbolik für ihre innere Zerrissenheit und das destruktive Potenzial, welches den therapeutischen Zugang prägte. Im klinischen Bild standen blutige Durchfälle mit Verdacht auf Morbus Crohn sowie ausgeprägte Verhaltensauffälligkeiten und Ängste im Vordergrund. Neben der somatischen Symptomatik zeigte Beate depressive Tendenzen, selbstverletzendes Verhalten durch wiederholtes Beißen in die eigene Hand und destruktive Handlungen wie das Zerreißen von Kleidung. Ein persistierendes Wertlosigkeitsgefühl und die Überzeugung, den Erwartungen anderer nicht gerecht zu werden, belasteten sie stark. Von Beginn an fiel ihre soziale Unsicherheit auf: Bereits im Kindergarten zog sich Beate zurück, sprach kaum und vermied Kontakt zu Gleichaltrigen.

Die **Familiensituation** war von chronischen Konflikten und emotionaler Intellektualisierung geprägt, wobei Affekte vor allem in Form von Hass und Aggression ausgetragen wurden. Die Mutter schilderte, sie sei durch Beate als Säugling „gequält" worden, das Stillen war nicht möglich gewesen und sie sei „nie lieb gewesen", „Wir führen schon immer Krieg miteinander!". Die frühe Beziehungsgestaltung offenbarte daher eine deutliche Störung der Mutter-Kind-Bindung. Als einzige sichere Bezugsperson fungierte die heißgeliebte Großmutter, die viele frühe Defizite ausgleichen konnte. Der Umzug der Familie vor dem Schuleintritt bedeutete jedoch eine traumatische Trennung von dieser stabilisierenden Beziehung. Der dramatisch verlaufende Schuleintritt löste massive Verweigerungsreaktionen, emotionale Ausbrüche und erstmals blutige Durchfälle sowie suizidale Fantasien aus: „Ich will nicht mehr leben, wozu bin ich auf der Welt?"

Diagnostisch bestand ein Verdacht auf Morbus Crohn als psychosomatische Manifestation chronischer psychischer Belastungen, ergänzt um eine depressive Persönlichkeitsstruktur mit Regressionstendenzen, Aggressionshemmung und Ich-Schwäche. Die Therapieziele konzentrierten sich auf die Linderung der Symptomatik, die Förderung sozialer Kompetenzen und die Entwicklung des Selbstwertes sowie die Regulation von Emotionen und die Bewältigung familiärer Belastungen.

Psychodynamisch zeigte Beate tiefe Grund- und Ambivalenzkonflikte; ungelöste elterliche Streitigkeiten und die Angst, einen Elternteil zu verlieren, führten zu einer starken Internalisierung von Aggressionen („Sie frisst sie in sich hinein"). Überforderungs- und Trennungserfahrungen sowie Ambivalenzkonflikte stellten Auslösefaktoren für die Erkrankung dar; psychische Konflikte wurden in einer regressiven Bewegung ins Somatische zurückgedrängt. Zentral sind Themen von Abhängigkeit und Geborgenheit versus Autonomie und Abgrenzung, die auch in der Morbus-Crohn-Symptomatik ihren Ausdruck finden.

Die Behandlung erfolgte nach einleitenden Einzelgesprächen in einer Gruppentherapie mit der Grundstufe der ATP. Die Entscheidung für die Gruppe basierte auf der „Verstärkerwirkung" und der Beobachtung, dass Kinder neue Muster hier rascher erlernen als im Einzelsetting. Die Gruppe bestand aus fünf Kindern im Alter von acht bis elf Jahren mit unterschiedlichen Symptombildern.

Nach Einzelgesprächen erfolgte die Gruppentherapie mittels der Grundstufe der Autogenen Psychotherapie. Die Gruppe (fünf Kinder, 8–11 Jahre, diverse Symptomatiken wie Schlafstörungen, Ängste, Schulschwierigkeiten, Enuresis) bot einen Rahmen zur Erprobung sozialer Interaktion. Zu Beginn stellte sich Beate provokativ vor, sie sei ein „Pappohr-Niemand" und jemand, der „faulenzen und schlimm sein" mag – Spiegelbild ihrer ambivalenten Selbstwahrnehmung.

Die **Schwereübung** wurde spielerisch über Ball- und Tierspiele vorbereitet: Auf die Frage nach schweren Tieren wählte Beate die Schildkröte, die zum zentralen Symbol ihrer Therapie avancierte – Ausdruck ihrer Rückzugstendenz, aber auch ihrer Fähigkeit zur vorsichtigen Öffnung. Während andere Kinder als große, kraftvolle Tiere (Elefant, Löwe, Nilpferd oder Eisbär) agierten, suchte sie sich einen geschützten Platz in der Ecke.

Anschließend erzählte die Therapeutin den Kindern eine spontan erfundene Geschichte, in der all die schweren Tiere vorkamen, und die Therapeutin leitete die Übungssätze für Ruhe und Schwere an. Beate konnte sich Schwere gut vorstellen. Nach der Schwereübung malten die Kinder ein Bild zu allem Erlebten. Beate malte ihre Schildkröte, wobei der Panzer das ganze Blatt einnahm. Als ein positives Zeichen im Sinne einer möglichen Ressourcenerfahrung betrachtete die Therapeutin die aus dem Panzer neugierig herauslugenden Augen der Schildkröte. Die **Wärmeübung** war für Beate besonders herausfordernd. Aus psychodynamischer Sicht reflektierte ihre Schwierigkeit, Wärme zu spüren, die zentrale Frage „Kann sie sich selbst wärmen?" – ein direkter Bezug zu Nähe-Distanz-Konflikten. Erst mithilfe von Fäustlingen, die die Großmutter extra für sie gestrickt hatte, gelang es, Wärme zu empfinden; die Fäustlinge dienten als „Übergangsobjekte". Sie hatte nicht ausreichend Wärme von den Eltern – sehr wohl aber von der Großmutter – erfahren dürfen, also findet die implizite Erfahrungswelt auf der körperlichen Ebene ihren Ausdruck. So kann sie auch „nicht selbst die Wärme geben bzw. spüren". Im Morbus Chron drückt sich auch symbolisch die Ambivalenz zwischen Angst vor Abhängigkeit und Nähe vs. Wunsch nach Geborgenheit aus.

Vor der **Atemübung** fand eine Kissenschlacht statt, um Aktivität und Entspannung greifbar zu machen. Beate zog sich zunächst zurück, beobachtete wie eine Schildkröte im Panzer das Geschehen. Erst durch die sanfte Kontaktaufnahme eines Mädchens wagte sie sich hervor, schlug vorsichtig ihr Kissen in die Runde; dann jedoch brachen unterdrückte Aggressionen hervor und sie schlug heftig auf andere Kinder ein, was teilweise zu Angst und Rückzug bei den anderen führte. Die Therapeutin griff klar strukturierend ein und konnte die Gruppe wieder beruhigen. Die anschließende Reflexion und ein gemeinsames Gruppenbild („Wir sind eine Gruppe verschiedener Tiere") förderten den emotionalen Austausch: Was hat sie in der Gruppe gefreut, geärgert oder wütend gemacht?

Die Schildkröte als Bild half Beate, ihre bekannten Ängste vor Zurückweisung und Bestrafung, entsprechend ihrer familiären Realität, bei der Atemübung zu bewältigen: Die Schildkröte, die auf den Wellen eines Sees treibt und taucht, symbolisierte eine intrauterine Erfahrung und die Verschmelzung mit der Mutter und ermöglichte somit sukzessive Entspannung.

Bei der **Bauchübung** legte sie erneut die Fäustlinge auf den Bauch, zog diese aber nicht mehr an. Sie rief nach der Übung: „Das klappt!" Die Bauchübung heißt ja auch Sonnengeflechtsübung und weist auf die zu wenig erhaltene Wärme hin; offensichtlich war Beate selten der „Sonnen-Schein" ihrer Eltern oder des Umfelds.

Die **Kopfübung** dient der gezielten Förderung der Konzentrationsfähigkeit. Viele Kinder erleben gerade diesen Teil der autogenen Übungen als besonders anspruchsvoll. Ihnen fällt es vor allem anfangs schwer, sich darauf einzulassen. Ursache hierfür ist zum einen die abstrakte Natur der Übung, zum anderen ihre spezielle Bedeutung. Damit die Kinder einen verständlichen Zugang finden, wird eine bewährte Erklärung angeboten: „Der Kopf, unser oberstes Stockwerk", wird in das autogene Üben einbezogen. „Ein kühler klarer Kopf ist wichtig, ein Hitzkopf ist unangenehm." Daraus wird für die Kinder ein einprägsamer Übungssatz formuliert: „Kopf frei und klar."

Zusätzlich verdeutlicht die Therapeutin, welchen praktischen Nutzen die Kopfübung hat: „Die Kopfübung hilft dir, dich besser zu konzentrieren, besser aufpassen zu können. Die Kopfübung darf aber nicht vor dem Einschlafen gemacht werden, sonst kannst du schlecht einschlafen." Individuelle Widerstände und Besonderheiten der Kinder werden dabei respektiert und in den Behandlungsprozess integriert.

Beate konnte sich mit dieser Übung nur schwer anfreunden. Dies erstaunte bei näherer Betrachtung wenig, denn in der therapeutischen Beziehung wurde erkennbar, wie sehr im Elternhaus alles dem Intellekt und der Kontrolle unterworfen war. Gefühle wurden dort kaum zugelassen und standen im familiären Erleben von Beate deutlich im Hintergrund. Die Distanz, die Beate gegenüber der Kopfübung empfand, spiegelte diese familiäre Dynamik auf eindrückliche Weise wider („Immer kühlen Kopf bewahren!“).

Die Symptomatik verbesserte sich im Verlauf der Therapie deutlich. Die Medikamenteneinnahme wurde reduziert, die autogenen Übungen konnten regelmäßig und überzeugt in den Alltag übernommen werden. Beate erlebte Selbstwirksamkeit und gestaltete zur symbolischen Abgrenzung ein Schild für ihre Zimmertür: „Betreten verboten!“, ergänzt durch einen feuerspeienden Drachen. Damit konnte sie sich gegenüber den Eltern – insbesondere der grenzüberschreitenden Mutter – schützen. Hervorzuheben ist die neue Freundschaft mit dem sanften Mädchen aus der Gruppe; beide unterstützten sich gegenseitig und boten einander Halt.

Als **Leitsatz** wählte Beate schließlich: „Dem Bauch geht's gut, ich habe Mut!“ Die Anwendung der Grund- und Mittelstufe blieb für sie hilfreich und bedeutsam; sie betonte immer wieder, wie sehr ihr das Üben in belastenden Situationen zur Seite steht und ihr Selbstvertrauen stärkt. In der konsequenten Weiterführung der ATP fand Beate eine wichtige Ressource zur Bewältigung ihrer Herausforderungen.

Ein Jahr später berichtet Beate, dass die ATP weiterhin einen bedeutenden Stellenwert hat, die Medikamente abgesetzt werden konnten und eine positive Veränderung der familiären Situation eingetreten ist; die familiäre Reorganisation (Scheidung der Eltern, Leben bei Vater und Großeltern, berufliche Abwesenheit der Mutter) führte zur ersehnten Ruhe. Die ATP ermöglicht nicht nur Symptomreduktion, sondern unterstützt wichtige Entwicklungsprozesse und eröffnet neue Gestaltungsräume.

Die Therapeutin erlebte zu Beginn ambivalente Gegenübertragungsgefühle: Mitgefühl und Sorge bezüglich möglicher Gruppenstörungen. Die Entscheidung, Beate in die Gruppe aufzunehmen, fiel „aus dem inneren Gefühl heraus“ und erwies sich als richtig. Die Therapeutin übernahm eine strukturierende, haltgebende Rolle, besonders während aggressiver Durchbrüche.

Der therapeutische Prozess kann als schrittweise Integration gespaltener Selbstanteile interpretiert werden. Das **Schildkröten-Symbol** repräsentierte Schutz und gleichzeitig die Sehnsucht nach Kontakt. Die Fähigkeit zur Abgrenzung, verdeutlicht durch das Schild „Betreten verboten!“, und die spielerisch erfahrene Selbstwirksamkeit halfen Beate, sich von elterlichen Konflikten zu distanzieren und einen eigenen Raum zu entwickeln. Die Gruppentherapie bot einen geschützten Rahmen für soziale Entwicklung und Akzeptanz und stärkte ihr Selbstwertgefühl. Die Freundschaft zum „sanften Mädchen“ markiert einen wichtigen Schritt zu reziproken Beziehungen.

Die Fallvignette zeigt eindrücklich die Wirksamkeit der ATP im Gruppensetting bei psychosomatischen Störungen. Die Therapie ermöglichte Symptomreduktion, Entwicklung von Selbsthilfekompetenz und Emotionsregulation. Die familiäre Reorganisation brachte die ersehnte Ruhe, die nachhaltige Integration der Methode gewährleistete stabile Selbstwirksamkeit. Die symbolische Arbeit mit der Schildkröte förderte die Balance zwischen Schutz und Öffnung, ein Beleg für die Ressourcenorientierung und das Entwicklungspotenzial gruppendynamisch gestützter Therapieprozesse.

9 ATP bei älteren und alten Menschen

„Der Mensch, er denkt und denkt,
mein Leben ach so schnell verrennt,
doch vor lauter Denken er vergisst,
dass er's in die Hand nimmt und genießt."
(Brigitte Bischof, 2025)

9.1 Altersbedingte Besonderheiten und methodische Anpassungen

Mit dem demografischen Wandel steigt der Anteil älterer Menschen, wodurch psychotherapeutische Verfahren wie die Autogene Psychotherapie zunehmend an Stellenwert gewinnen. Das Altern ist mit komplexen biologischen, psychosozialen und kognitiven Veränderungen verbunden, beispielsweise Einschränkungen der Mobilität, chronischen Erkrankungen, Verlusterfahrungen, Veränderungen der kognitiven Leistungsfähigkeit und der Auseinandersetzung mit der eigenen Endlichkeit. Der Tod ist wie andere Übergänge im Leben geprägt von Abschied, vom Vertrauten hin zu etwas Unbekanntem. Das betrifft sowohl die Sterbenden als auch die Angehörigen. Abschied bedeutet meist Trauer, besonders beim Verlust eines geliebten Menschen.

Trauern begleitet uns von einer Lebensphase in die nächste – **Trauer als Übergangsphänomen** –, etwa vom Ehepartner zur Witwe. Dabei müssen wir das alte Selbstbild loslassen und lernen, die neue Identität anzunehmen. Dieser innere Wandel ist ein effizienter Teil des Trauerprozesses (Scholten, 2022).

Mit steigender Lebenserwartung werden psychotherapeutische Methoden benötigt, die auf die komplexen Veränderungen im höheren Lebensalter flexibel eingehen (Gatterer, 2023).

Die ATP ist hier eine sehr gute Methode, da sie sowohl präventive als auch therapeutische Aspekte vereint und den spezifischen Bedürfnissen dieses Lebensabschnittes in vielfältiger Weise entgegenkommt. Sie kann sowohl zur Bewältigung altersspezifischer Herausforderungen als auch zur Erhaltung und Wiederentdeckung von Ressourcen beitragen.

Die Durchführung der klassischen ATP-Übungen muss altersgerecht angepasst werden. Körperliche Einschränkungen bedingen häufig eine Modifikation der Übungsposition. Die Übungssätze werden häufig vereinfacht und individualisiert („Ich spüre meine Kraft") und den Umständen entsprechend angepasst.

Kognitiv betrachtet, erfordern altersbedingte Einschränkungen eine Reduktion der Übungskomplexität sowie die Konzentration auf konkrete, individuell bedeutsame Übungssätze. Ritualisierte und repetitive Abläufe unterstützen zusätzlich die Internalisierung des Gelernten in das prozedurale Gedächtnis.

9.2 Indikationen und therapeutischer Nutzen

Die Autogene Psychotherapie wird bei einer Vielzahl typischer Probleme älterer Menschen eingesetzt, darunter Schlafstörungen, chronische Schmerzen, depressive Verstimmungen, altersspezifische Ängste, kognitive Beeinträchtigungen, psychosomatische Beschwerden, Verlustbewältigung und zur Begleitung bei neurodegenerativen Erkrankungen.

Empirische Studien und Metaanalysen belegen positive Effekte der ATP im höheren Lebensalter: Reduktion von Angstsymptomen, Verbesserung der Schlafqualität, Schmerzlinderung, Förderung der kognitiven Flexibilität und Steigerung des subjektiven Wohlbefindens (Stetter & Kupper, 2002).

9.3 Spezifische Herausforderungen und Potenziale

Altersassoziierte Einschränkungen wie Multimorbidität, kognitive Defizite, motivationale Einbußen und Stereotypie gegenüber Therapie stellen besondere Herausforderungen dar (Gatz & Pearson, 2014). Die ATP bietet jedoch Potenziale, da sie ressourcenorientiert und sehr flexibel an die Bedürfnisse des Individuums angepasst werden kann. Sie wirkt selbstwirksamkeitsfördernd und stärkt die Autonomie auch bei körperlichen und kognitiven Einschränkungen.

Insbesondere der Einbezug von lebensgeschichtlichen Ressourcen und die Integration biografischer Reflexionen fördern die Selbstakzeptanz und unterstützen die emotionale Verarbeitung schwieriger Lebensereignisse.

Warum kommen ältere und alte Menschen in Therapie?

Typische Beweggründe für Psychotherapie im Alter sind der Umgang mit Enttäuschungen und Verlusten, die Anpassung an gesundheitliche Einbußen, die Bewältigung von Schwellensituationen, narzisstische Krisen (wie der Verlust von Autonomie, gesellschaftlichen Rollen oder Anerkennung) sowie der Wunsch nach Verarbeitung und Versöhnung mit den Brüchen der eigenen Biografie (Teising, 2013; Heuft, 2018). Gerade narzisstische Krisen, die durch abnehmende Lebensoptionen, Scham über Hilfsbedürftigkeit oder die Aufgabe früherer Ideale ausgelöst werden, bedürfen einer besonderen therapeutischen Beachtung und Wertschätzung.

Im Alter prägen die positiven und negativen Erfahrungen aus den vorangegangenen Lebensphasen weiterhin das aktuelle Erleben. Zugleich rückt das eigene Körpererleben, vor allem angesichts zunehmender Verletzlichkeit und krankheitsbedingter Einschränkungen, verstärkt in den Mittelpunkt. Diese Veränderungen verlangen eine bewusste Auseinandersetzung und die Integration ins psychische Erleben. Da körperbezogene, psychodynamische Aspekte dabei eine zentrale Rolle spielen, sollte die Förderung einer bewussten Beziehung zum eigenen Körper in der Therapie besonders berücksichtigt werden.

Auch im höheren Lebensalter bleiben die grundlegenden menschlichen Entwicklungskonflikte virulent: Dazu zählen das Bedürfnis nach Versorgung (oral), Fragen von Kontrolle und Kontrolleinbußen (anal) sowie Unsicherheiten bezüglich der geschlechtlichen Identität und Rolle (ödipal). Gerade im Alter gewinnen diese Konflikte erneut an Bedeutung – häufig in veränderter Form. Besonders hervorzuheben ist das Spannungsfeld zwischen Autonomie und Abhängigkeit, das durch altersbedingte Einschränkungen verstärkt wird und oftmals mit Ängsten und Schamgefühlen einhergeht (Peters & Lindner, 2019).

Zusätzlich ist zu berücksichtigen, dass viele der heute älteren Menschen belastende Erfahrungen aus Krieg und Nachkriegszeit in sich tragen. Erlebnisse wie Tod, schwere Verletzungen, Zerstörung der Wohnung (des Hauses) oder Armut können bis ins hohe Alter nachwirken und zu Traumatisierungen oder Depressionen führen.

Therapieziele

Hauptziele sind der bessere Umgang mit Belastungen, die Erhaltung oder Wiederherstellung wichtiger sozialer Kontakte, das Aufgeben nicht mehr erreichbarer Ziele und das Akzeptieren unabänderlicher Lebensumstände (Hirsch & Hespos, 2000). Die Förderung der Selbstbestimmung und Selbstfürsorge steht ebenso im Mittelpunkt wie Trauer- und Abschiedsarbeit. Zugrunde liegt die Idee, ein abgerundetes, versöhntes Leben anzustreben (Peters, 2023, 2024; Junkers, 2013).

9.4 Rahmenbedingungen

Für eine erfolgreiche Internalisierung benötigt die ATP eine angemessene, störungsfreie Umgebung: bequeme Sitzgelegenheiten, angenehme Raumtemperatur und Licht, schriftliche Übungshilfen und adaptive Hilfsmittel (Kissen, Decken, unterstützende visuelle Materialien; Heim & Maercker, 2016). Auch die Tageszeit und Einbindung in bestehende Routinen sind anzupassen.

Digitalisierte Angebote und die Integration von Angehörigen oder Pflegekräften können den Zugang erleichtern und helfen, die Regelmäßigkeit der Übungspraxis zu fördern (Stein et al., 2020).

Gruppenangebote und soziale Dimension

Die ATP in der Gruppe kann für ältere Menschen besonders wertvoll sein, da sie neben den therapeutischen Effekten auch soziale Kontakte und Austausch ermöglicht. Gruppenangebote können in Seniorenzentren, Begegnungsstätten oder Pflegeeinrichtungen implementiert werden.

In der Gruppe können gemeinsame Erfahrungen geteilt und normalisiert werden. Das Erleben, mit altersspezifischen Herausforderungen nicht allein zu sein, kann entlastend wirken und die gegenseitige Unterstützung fördern.

Die ATP bietet älteren Menschen eine wertvolle Möglichkeit der Selbstfürsorge und Selbstwirksamkeit in einer Lebensphase, die oft von zunehmender Abhängigkeit geprägt ist. Sie kann dazu beitragen, die verbleibenden Ressourcen zu aktivieren und zu stärken und damit die Lebensqualität bis ins hohe Alter zu erhalten und zu fördern.

Das Erstgespräch mit älteren und alten Menschen

Im Erstgespräch werden bewährte Ich-Stärken, bereits gemeisterte Schwierigkeiten und verfügbare Kompensationsmöglichkeiten erfasst. Neben einer aktuellen Lebensstandortbestimmung werden die wichtigsten sozialen Beziehungen, Verlusterfahrungen, individuelle Belastungsfaktoren sowie vorhandene Ressourcen herausgearbeitet. Dabei sollen Würde und Integrität trotz aller Beschwerden zentriert werden. Besonders wichtig ist eine realistische, pragmatische Zielbestimmung, die sowohl Akzeptanz der Lebensumstände als auch Flexibilität und Anpassungsfähigkeit fördert.

Besonderheiten der therapeutischen Beziehung

Die therapeutische Beziehung bei älteren Menschen ist geprägt vom Spannungsfeld zwischen Autonomie und Hilfsbedürftigkeit. Therapeut:innen begegnen den Patient:innen mit Respekt, Wertschätzung und Klarheit – sie vermeiden bevormundende Kommunikation, würdigen biografische Leistungen und fördern die Eigenverantwortung. Die therapeutische Beziehung berücksichtigt mögliche Generationsunterschiede und damit verbundene Werte und Einstellungen. Gleichzeitig wird die Individualität des älteren Menschen jenseits von Altersstereotypen wahrgenommen und respektiert.

Ein heilendes, bestätigendes Arbeitsbündnis und die **Container-Funktion** (Bion, 1962) sind essenziell: Die Therapeut:in hält gemeinsam mit der Patient:in schwer zu ertragende Themen wie Vulnerabilität, Sterblichkeit und Abschied aus und schafft Raum für Versöhnung mit sich selbst und der eigenen Lebensgeschichte (Quinodoz, 2012).

Bei der Vermittlung der ATP wird an die Lebenserfahrung und an vorhandene Ressourcen des älteren Menschen angeknüpft. Vorhandene Bewältigungsstrategien werden gewürdigt und in die neue Methode integriert.

9.5 Praktische Durchführung

Die praktische Durchführung der ATP bei älteren Menschen folgt grundsätzlich dem Standard-Vorgehen, wird jedoch flexibel an individuelle Bedürfnisse angepasst. Das Lerntempo kann langsamer sein, mit mehr Wiederholungen und einer deutlich differenzierteren und langsameren Einführung der einzelnen Elemente.

Grundstufe: Die Schwereübung wird bei Gelenkbeschwerden und Muskelabbau modifiziert, bei Durchblutungsstörungen fokussiert sich die Wärmeübung auf proximale Körperregionen. Besonderer Wert kann auf die Atemübung und die Herzübung gelegt werden, da diese oft gut zugänglich sind und unmittelbare autogene Zustände ermöglichen. Sie werden individuell angepasst und bei Vorerkrankungen mit der Ärzt:in abgesprochen (Kircher et al., 2002). Die Übungsposition wird den körperlichen Möglichkeiten entsprechend angelegt – neben der klassischen Droschkenkutscherhaltung kann auch eine bequeme Liegeposition oder eine passgenaue Sitzposition im Lehnstuhl genutzt werden.

Mittelstufe: In der Mittelstufe können altersspezifische Leitsätze und Leitbilder entwickelt werden, die aktuellen Herausforderungen oder Ressourcenerfahrungen Rechnung tragen können, z. B. „Ich nehme jeden Tag als Geschenk an" oder „Meine Lebenserfahrung gibt mir Kraft und Zuversicht" oder „Ich bin mit meinem Leben verbunden und gestalte es aktiv" oder „Ich begegne Veränderungen mit Gelassenheit".

Analytische Oberstufe: Die analytische Oberstufe kann bei älteren Menschen mit guter kognitiver Funktion und ausreichender psychischer Stabilität eingesetzt werden. Sie bietet die Möglichkeit zur Lebensrückschau und Integration von Lebenserfahrungen. Durch die Arbeit mit Symbolen und Bildern können unabgeschlossene Themen bearbeitet und ein Gefühl von Sinnhaftigkeit und Ganzheit kann gefördert werden.

Die Autogene Psychotherapie für ältere und alte Menschen hat sich an deren körperlichen, geistigen und psychosozialen Besonderheiten zu orientieren. Therapie und Übungen werden individuell modifiziert, um trotz altersbedingter Einschränkungen wirksam zu sein. ATP hilft bei typischen Beschwerden wie Schlafstörungen, Schmerzen, depressiven Symptomen und psychosomatischen Leiden. Präventive und ressourcenorientierte Ziele wie Autonomie, Akzeptanz, soziale Teilhabe und Tod sind zentrale Therapieinhalte. Gruppenangebote verbinden diese Effekte mit sozialem Austausch. Im therapeutischen Prozess stehen Selbstfürsorge, das Loslassen unrealistischer Ziele und die Integration biografischer Erfahrungen im Mittelpunkt. Respekt, Wertschätzung und die Balance zwischen Eigenständigkeit und Unterstützung prägen die therapeutische Beziehung. ATP wird altersgerecht maßgeschneidert in Grund-, Mittel- und analytischer Oberstufe eingesetzt und führt so zu einer nachhaltigen Verbesserung des Wohlbefindens und der Lebensqualität älterer Menschen.

9.6 Fallvignette „Frau B und der verlorene Sohn"

Frau B, eine 79-jährige Patientin, entschloss sich widerstrebend für eine Psychotherapie. Seit dem tragischen Verlust ihres Sohnes vor vierzehn Jahren lebte sie in einem Zustand tiefer Trauer, chronischer Depression und sozialer Isolation. Ihr körperlicher und seelischer Zustand wirkte müde und erschöpft, außerdem zeigte sie deutliche Überforderungstendenzen. Antrieb zur Therapie kam weniger aus eigenem Impuls heraus, sondern aus dem beharrlichen Bemühen des Ehemanns und ihres Hausarztes. Schon der Schritt in die therapeutische Praxis war ein Wagnis, das von starken inneren Widerständen begleitet wurde.

Dominierend war eine schwere depressive Symptomatik mit ausgeprägtem sozialem Rückzug – auch gegenüber dem Ehemann. Die Patientin berichtete über Interesselosigkeit, Sinnlosigkeit und einen hohen Leidensdruck, der jedoch hinter emotionaler Erstarrung nur schwer zugänglich sei. Zusätzlich bestanden chronische Rückenschmerzen und Schlafstörungen als symbolischer Ausdruck ihrer schwer zu tragenden Bürde.

Frau B verbrachte ihre Kindheit in der Nachkriegszeit in einer Großstadt, geprägt von liebevoller elterlicher Fürsorge. Sie heiratete, bekam einen Sohn und lebte zunächst in einer stabilen Familienstruktur. Durch die Alkoholkrankheit und Misshandlungen des ersten Ehemanns kam es zur Scheidung. In den Folgejahren fand sie Stabilität bei ihrem zweiten Mann, der auch für den Sohn eine wichtige Bezugsperson war. Im Alter von 65 Jahren verlor Frau B ihren Sohn bei einem Unfall – ein einschneidendes, existenziell bedrohliches, bis heute traumatisierendes Ereignis.

Aufgrund der erhobenen anamnestischen sowie biografischen Daten lag differenzialdiagnostisch eine schwere posttraumatische depressive Reaktion vor, die sich als anhaltende Trauerstörung manifestiert hatte und bereits vierzehn Jahre das Leben der Patientin dominierte. Die körperlichen Beschwerden in Form von Rückenschmerzen und Schlafstörungen fungierten als ein Äquivalent der emotionalen Belastung.

Die zentralen Therapieziele waren die Bearbeitung des sozialen Rückzugs, die Mobilisierung der eigenen Kraftquellen, die Förderung von Akzeptanz und die schrittweise achtsame Konfrontation mit verdrängten Trauergefühlen. Außerdem sollten Wege gefunden werden, die körperlichen Beschwerden zu be-greifen, psychisch zu verarbeiten und ein Stück Lebensqualität zurückzugewinnen. Frau B wollte mithilfe der ATP lernen, „mit Trauer und Abschied umzugehen und das gelebte Leben zu akzeptieren“. Im Fokus lag v.a. der Einsatz der Grundstufe und Mittelstufe der ATP, die analytische Oberstufe zentrierte sich im Wesentlichen auf die prospektive Persönlichkeitsentwicklung und die Traumaverarbeitung.

Die Trauer um den Sohn war bislang unbewältigt, geprägt von starker Erstarrung und affektiver Blockade. Die Patientin bewältigte Emotionen durch „Widerstand" und zog sich in innere „Sicherheitsräume" zurück. Übertragungsdynamisch erschien sie altersstarrsinnig, was in der Gegenübertragung der Therapeutin zunächst Gefühle von Lähmung und Scham auslöste; gleichwohl entwickelte sich eine positive Übertragungsbeziehung, geprägt von Vertrauen und Zuneigung. In weiterer Folge war es wichtig, dass die Therapeutin Wert auf Geduld und Zeit legte, um die Widerstände und Affekte der Patientin behutsam zu begleiten. In der Übertragungskonstellation stellte sich die Therapeutin als „haltende" und „sich kümmernde" Instanz zur Verfügung, was für die Patientin ermutigend und stabilisierend wirkte.

Zu Beginn der Behandlung lag der Fokus auf der **Grundstufe der ATP**. Ziel war es, Frau B zu helfen, sich für die Erfahrung (impliziter) körperlicher und seelischer Zustände zu öffnen. Die klassischen Sätze der Grundstufe wurden dabei sorgfältig an ihre individuelle psychische Situation angepasst. Der Übungssatz „Ich bin ganz ruhig" rief zunächst Angst und Assoziationen mit Erstarrung und Tod hervor. Erst nach behutsamer Annäherung fand Frau B Formulierungen, die es ihr erlaubten, eine autogene Regression zuzulassen, ohne ihre innere Sicherheit zu gefährden. Die **Schwereübung** hingegen löste zuerst Unbehagen aus, erinnerte sie an ihre Lebenserfahrungen und das schwere Schicksal, das sie trug. Erst die spontane autogene Imagination einer jungen Birke, die sich sanft im Wind bewegt, vermittelte ihr einen Moment von Beweglichkeit und Freiheit – ein Symbol dafür, dass auch sie trotz allem nicht vollkommen starr bleiben muss. Besonders die **Wärmeübung** gewann für sie an Bedeutung: Die autogene Imagination, mit ihrem Ehemann auf einer Bank im Sonnenschein zu sitzen, schenkte ihr ein Gefühl von Geborgenheit und Trost; der Mann erschien als stiller Energiespender, was bei ihr nicht nur ein notwendiges Entspannungserleben, sondern auch Dankbarkeit und überraschende Freude auslöste.

Auch die **Atemübung**, im Bild einer Blumenwiese verankert, wirkte stabilisierend. Frau B entdeckte, wie der Atem sie trug und wie die Natur ihr eine zweite Heimat, einen Schutzraum, anbieten konnte. Bei der **Herzübung** zeigten sich tiefere Widerstände – sie mochte diesen Bereich nicht betreten, ihr Herz nicht öffnen und verweilte lieber bei der Wärme- und Sonnengeflechtsübung. Die Therapeutin spürte in ihrer Reverie-Haltung, dass die Herzübung zu diesem Zeitpunkt unbewusst zu sehr das Verlusttrauma und das Thema des Sterbens berühren würde, was Frau B nur durch Ablehnung regulieren konnte, um die unerträglichen Zustände nicht bewusst ans Herz gehen zu lassen.

Die **Sonnengeflechtsübung** gefiel Frau B sehr gut: Sie lag in einer Blumenwiese und die Sonne schien auf ihren Bauch. Das verband sie mit der Erinnerung an warme Kindheitstage, was ein Hinweis auf ihre implizite Bindungserfahrung darstellte und sie zunehmend entspannte. Auch ihre somatischen Beschwerden, insbesondere Rückenschmerzen (die Last wird leichter), wurden deutlich besser.

Die **Stirnkühleübung** wurde behutsam eingeführt, da die Patientin mit dem Bild von „Kühle" zunächst Gefühle von Einsamkeit und Erstarrung verband. Über die Zeit hinweg wehrte sie ihre „eigene Kühle" sich selbst und anderen gegenüber ab und projizierte sie auf die Therapeutin, die ihre Gegenübertragung zu transformieren versuchte, indem sie die Patientin „dachte" („Frau B ist mit ihren festhaltenden Gedanken einsam und allein, hat nicht die Fähigkeit, diese mit jemandem zu teilen, was auf eine eingeschränkte Mentalisierungsfähigkeit hindeutet").

Im diesem geschützten Transformationsrahmen gelang es Frau B, die Vorstellung eines sanften frischen und den Kopf umwehenden Morgenwindes zu entwickeln und in weiterer Folge ein Gefühl von Klarheit und Leichtigkeit zu erleben. Sie beschrieb, wie der „Nebel im Kopf" sich allmählich lichtete und die Gedanken freier werden durften, ohne die belastende Schwere der Trauer, die sonst „im ganzen Kopf sitzt". Das Erlebnis von Klarheit gab ihr Sicherheit und half, die eigenen Grenzen wieder wahrnehmen zu können.

Damit bot ihr die Übung einen wohltuenden Gegenpol zur Erstarrung, half den Druck im Kopf zu mildern, das Gefühl von Festgehaltensein löste sich kurzzeitig („Der Sohn lässt sie nicht los!") und förderte eine neue Form der Selbstwahrnehmung und emotionalen Beweglichkeit, ohne sich zu überfordern.

Insgesamt ließ sich durch die Stirnkühleübung eine Verbindung zwischen innerer Klarheit und emotionaler Regeneration herstellen, was den Therapieprozess belebte und der Patientin half, einen weiteren kleinen Schritt aus der Erstarrung herauszugehen.

Die **Mittelstufe der ATP** öffnete für Frau B neue innere Entwicklungs- und Möglichkeitsräume. In einer spontanen autogenen Imagination sah sie einen dunklen Raum mit vielen Schlüsseln. Ein bestimmter, goldener Schlüssel zog sie besonders an, symbolisierte für sie individuelle Kontrolle und Sicherheit. Es ist der „Notfallschlüssel", meinte sie, mit dem sie notfalls eine Tür zu ihren Gefühlen öffnen oder verschließen könnte. Dieses Bild gab ihr Selbstwirksamkeit zurück und milderte die Angst, ungeschützt von existenziellen Schicksalsschlägen getroffen zu werden. Mit wachsendem Vertrauen in die therapeutische Beziehung konnte sie erstmals den Leitsatz „Ich wage den Schritt in den Morgen" aussprechen und in ihr Erleben einlassen, was den Prozess der Auflösung ihres emotionalen Rückzugs einleitete. Dieser Leitsatz begleitete die Patientin im Prozess der Trauerverarbeitung und stand für die Mobilisierung eigener Kräfte sowie für das wachsende Vertrauen in die eigenen Ressourcen.

In der **analytischen Oberstufe** intensivierte sich die Symbolarbeit. Frau B entdeckte die Welt ihrer Farben: Grün und Blau zusammen und ein Regenbogen passen nicht. Das Blau **(Eigenfarbe)** als blauer Himmel erinnerte sie an glückliche Jugendtage (in einem himmelblauen Kleid ging sie auf ihren ersten Ball) und an ihre beiden wichtigsten Bezugspersonen (sie verliebte sich in die blauen Augen ihres Mannes und auch ihr Sohn hatte blaue Augen), was einerseits Trost, andererseits schmerzliche Sehnsucht und Trauer aktivierte.

Die autogene Imagination von rot-schwarzen Farben (**selbstgewählte Farbe**), die wie glühende Kohle wirkten, führte sie in den Kontakt mit längst unterdrückter Wut und Aggression auf ihr Schicksal, die sie bislang nie zulassen konnte. Kurz auftretende goldene und gelbrote Farbsymbole (gelbrote Sonne/könnte aber auch Symbol der untergehenden Sonne sein, die sich im Farbwechsel ankündigte, so wie das sonnige Leben des Sohnes unterging) schenkten ihr einen Moment des Glücks, bevor die Dunkelheit (Sonne wurde sofort von Rot-Schwarz eingerahmt) wieder dominierte.

In der Bildwelt tauchten goldene Kugeln (aus ihnen entstand ein Gesicht eines alten Mannes und dann ihres Sohnes) als familiäre Symbole auf – ein Ausdruck ihres Wunsches nach Zusammenhalt und Verbundenheit, trotz allen Schmerzes. Zum ersten Mal sprach sie hier über ihr Verlusttrauma.

Besonders eindrücklich erschien in weiterer Folge ein sich drehendes, überdimensionales, viereckiges Rohr in Blau-Varianten mit drei goldstrahlenden Kugeln, die in das Rohr passten (tiefes sattes Blau und Zitrone), das sie als Schutzraum vor den chaotischen Gefühlen imaginierte; es ist Sinnbild für die Selbstbegrenzung und Kontrolle, aber auch für die Sehnsucht, sich wieder lebendig und verletzlich fühlen zu dürfen.

Psychodynamisch betrachtet steht das Motiv des „Rohrs mit drei goldenen Kugeln" auch für die Erinnerung an „goldene Zeiten der Triade", also die heile familiäre Einheit von Mutter, Vater und Kind, die Frau B schmerzlich vermisste und sich zurückwünschte. Gleichzeitig erinnerte das Bild an Berichte von Nahtoderfahrungen: den Gang durch einen Tunnel, an dessen Ende ein helles Licht erschien. Schließlich schien das Thema unbewusster sexueller Wünsche auf: sei es das Verlangen nach dem Ehemann („dem wilden Hengst") oder die Identifizierung mit dem verstorbenen Sohn, um ein Gefühl von phallischer Ganzheit und Lebendigkeit zu bewahren.

Weitere autogene Imaginationen führten Frau B ans Meer (Meer – Absinken – sie ist geschützt in einer Röhre aus Fiberglas), zu Vulkanlandschaften (alles wird chaotisch und sie findet nicht zurück), in fjordartige Einsamkeit (Berg – Aufwärtsbewegen), Orte, an denen sie das Wechselspiel von Angst, Trauer, aber auch aufkeimender Hoffnung und Freude erlebte.

Die Dynamik zwischen Widerstand und Bewegung blieb ein dominierendes Thema: Beim abstrakten Begriff „widerstehen" schützte sie ihr innerer Schild vor der Bedrohung durch auf sie prasselnde Steinbrocken. Das Bild des Pferdes als Reittier („Sie hält sich fest und sie reiten gemeinsam durch den Sturm") brachte Energie in den therapeutischen Raum und stand für Kräfte, die zeitweise ihrem Ehemann, zunehmend aber wieder ihrer eigenen Entwicklung zugeordnet wurden (Pferd ist aber auch Symbol der Triebdynamik, „der Ehemann als wilder Hengst"; primär ging es zwar um die anhaltende Trauerreaktion etc., doch zunehmend stellten sich auch sexuelle Symboliken ein als Zeichen langsam wiederkehrender Trieb-Bedürfnisse, der Lebensfreude).

Psychodynamisch zeigte Frau B zu Therapiebeginn einen hohen Grad an affektiver Erstarrung und emotionaler Blockade, um sich gegen überwältigende Trauer und Angst zu schützen. Ihr Rückzug und die Symbolik der Röhre standen für einen kontrollierenden Abwehrmechanismus, der ihr Sicherheit gab, sie aber zugleich an der inneren Entwicklung hinderte. Allmählich gewann Frau B mehr Zutrauen zu den Übungen und zur Therapeutin. Der immer gleiche Ablauf der Therapiestunden gab ihr Sicherheit, Wärme, Rhythmus und Konstanz, sie kam regelmäßig und pünktlich.

Der therapeutische Prozess verlangte von der Therapeutin viel Geduld und Empathie: In der Übertragung wurde sie zum „Übergangsobjekt" und zur festen Bezugsperson, die Halt und Fürsorge im Sinne einer „taking care" und „holding function" gab, während sie in der Gegenübertragung zeitweilig Unruhe und Frustration, aber auch respektvolle Bewunderung für die Kraft und das Durchhaltevermögen ihrer Patientin empfand. Zunehmend entwickelte Frau B eine positive Übertragung zur Therapeutin mit Vertrauen und Zuneigung.

Die Symbolarbeit mit Farben, Räumen und Bewegungsbildern ermöglichte Frau B, sich schrittweise den verdrängten Gefühlen und Erinnerungen zu nähern. Sie gewann zunehmend den Zugang zu ihren inneren Kraftquellen und war bereit, sich mit Trauer und Abschied auseinanderzusetzen. So konnte im Verlauf der Therapie das Gefühl von Starre und Leere gelockert werden, die Bilder wurden lebendiger, die Farben kräftiger. Es gelang, die Trauer um ihren Sohn nicht länger als lähmende Lebensblockade zu erleben, sondern als Teil einer komplexen Biografie, die – bei allem Schmerz – auch Beweglichkeit und Hoffnung zulässt. Neben dem Sicherheit gebenden „Schlüssel" hatte sie weiters ein Leitbild bzw. einen Leitsatz für sich gefunden; das Bild einer jungen Birke (Birke gilt in der Mythologie auch als Himmelsbraut!), die sich vom Wind bewegen lässt („Ich kann mich wieder bewegen und will auch bewegt werden!"). Auch die körperlichen Beschwerden, vor allem die Rückenschmerzen, konnten gelindert werden; Lebensfreude, symbolische Selbstwirksamkeit und soziale Bindungsfähigkeit wurden wieder möglich. Individuelle Symbole und Altersressourcen, die im Therapieverlauf „gefunden" wurden, spielen eine präventive Rolle in der Verarbeitung von weiteren Lebenskrisen.

Insgesamt zeigt dieser therapeutische Prozess, wie mit spezifischen, individuell abgestimmten Methoden der ATP, insbesondere durch die emotionale Kraft von Leitsätzen, Leitbildern und autogenen Imaginationen, selbst festgefahrene Trauerzustände und langjährige Erstarrung bei älteren Menschen in einen dynamischen Veränderungsprozess geführt werden können. Die ressourcenorientierte Psychotherapie eröffnet die Möglichkeit, neue Lebendigkeit und innere Wärme zuzulassen, Selbstwirksamkeit zu stärken und das Leben auch in fortgeschrittenem Alter wieder als gestaltbar zu erleben.

Fazit

Selbst langanhaltende Trauerstörungen im höheren Alter sind durch individuell angepasste, ressourcenstärkende Psychotherapie beeinflussbar. Die Arbeit mit Autogener Psychotherapie und Symbolarbeit ermöglicht stufenweise Akzeptanz und Integration schmerzlicher Erfahrungen. Ein geschützter therapeutischer Rahmen, Geduld und kontinuierliche Beziehungsgestaltung sind die Basis für die Wiedergewinnung von Lebensqualität, emotionaler Teilhabe und individueller Entwicklung auch im hohen Lebensalter.

10 Abgrenzung zu verwandten Verfahren (Hypnosepsychotherapie und Katathym Imaginative Psychotherapie)

Die Autogene Psychotherapie hat sich als eigenständiges tiefenpsychologisch-psychodynamisches Verfahren etabliert und weist sowohl Gemeinsamkeiten mit als auch charakteristische Unterschiede zu verwandten Ansätzen wie der Hypnosepsychotherapie (HY) und der Katathym Imaginativen Psychotherapie (KIP) auf. Die klassische Hypnose ist historisch eng mit der Entwicklung des Autogenen Trainings und damit auch mit der ATP verbunden (s. Kapitel 1.2).

Alle drei Methoden nutzen tiefenpsychologische Konzepte und imaginative Prozesse, wobei unbewusstes Material und Symbolik im Zentrum der Interventionen stehen. Sie arbeiten mit veränderten Bewusstseinszuständen, die durch eine Fokussierung der Aufmerksamkeit nach innen und eine Reduktion externer Reize gekennzeichnet sind, wodurch ein erleichterter Zugang zu unbewussten Prozessen erreicht wird (Schlamann et al., 2010). Ferner nutzen alle drei Verfahren verbale Formulierungen zur Beeinflussung psychophysiologischer Zustände und verstehen Imaginationen als Manifestationen unbewusster Prozesse.

Das autogene Prinzip bildet das charakteristische Merkmal der ATP: Patient:innen regulieren ihre Entspannung, das imaginative Erleben und den therapeutischen Prozess weitestgehend selbst. Während Hypnose und KIP durch unmittelbare therapeutische Begleitung geprägt sind, steht in der ATP die Selbstfokussierung im Vordergrund. Patient:innen lernen, autogene Regression eigenständig zu initiieren, was ihre Autonomie und Selbstwirksamkeit stärkt. Der „geschehenlassende" Aspekt erfordert zwar Passivität, dennoch bleiben Patient:innen aktiv durch eigenständiges Üben und Reflektieren (Bischof, 2004).

In der KIP wird der imaginative Prozess durch ein breites Angebot an „standardisierten" wie auch neu gestalteten Anregungsmotiven stimuliert und über unmittelbare therapeutische Begleitung strukturiert. Es findet ein direkter Trialog zwischen Patient:innen, Therapeut:innen und innerem Bildgeschehen statt. In der ATP entstehen Bilder spontan aus der autogenen Regression, wobei Patient:innen auch bei schwierigen Inhalten in beobachtender Grundhaltung bleiben. Die Symbolarbeit ist auf Eigenproduktion und selbstständige Deutung ausgerichtet, die Bearbeitung erfolgt erst in der Nachbesprechung.

Die ATP integriert körpertherapeutische und neurophysiologische Konzepte und betont die kontinuierliche Übungspraxis zwischen den Therapiesitzungen als ergänzenden Bestandteil. Diese Alltagsintegration fördert die Nachhaltigkeit therapeutischer Wirkungen. Zusätzlich wird die ATP häufig in Gruppenkontexten vermittelt, wobei gruppendynamische Effekte gezielt für Lern- und Entwicklungsprozesse genutzt werden.

Die ATP unterscheidet sich durch ihre Betonung der Selbstfokussierung und Autonomie, die systematische Integration körperlicher und psychischer Selbstregulation, die beobachtende Haltung in der imaginativen Arbeit und die Einbettung in eine kontinuierliche Übungspraxis von verwandten Verfahren. Diese Merkmale machen die ATP zu einem eigenständigen und wertvollen Ansatz in der psychotherapeutischen Landschaft.

11 Wirksamkeit und Forschung

Die Autogene Psychotherapie vereint bewährte Wirkungen autogener Zustände mit psychodynamischen Komponenten und hat in zahlreichen Studien ihre Wirksamkeit für psychische und psychosomatische Störungsbilder belegt. Ihre Entwicklung basiert auf dem klassischen Autogenen Training nach Schultz (1932), dessen physiologische und neuroendokrinologische Effekte wie Senkung von Herzfrequenz und Blutdruck, reduzierte Stresshormonausschüttung sowie eine verstärkte parasympathische Aktivität übereinstimmend nachgewiesen sind (Schultz, 1932; Stetter & Kupper, 2002; Schlamann et al., 2010). Bildgebende und elektrophysiologische Studien belegen darüber hinaus eine Aktivierung präfrontaler und limbischer Netzwerke, was einen Zustand tiefer körperlicher und emotionaler Entspannung widerspiegelt (Lazar et al., 2005).

Psychologisch führt ATP zu einer signifikanten Reduktion von Angst, Anspannung und Depression sowie zu einer verbesserten Emotionsregulation und Selbstwahrnehmung (Manzoni et al., 2008). Metaanalysen zeigen mittlere bis hohe Effektstärken für die Behandlung von Angststörungen, Depressionen, funktionellen Beschwerden (z. B. Schmerz, Schlafstörungen) und psychosomatischen Erkrankungen. Die Wirksamkeit bewegt sich im Bereich moderner psychodynamischer Kurzzeittherapien (Stetter & Kupper, 2002; Kanji, 2015; Leichsenring & Leibing, 2003).

Die spezifische Forschung weist relevante Zusatzgewinne, etwa bei Persönlichkeitsstörungen, chronifizierten oder traumabezogenen Störungsbildern (Krampen & Ohm, 2004), nach. Hier zeigt die Methode, dass insbesondere die Kombination körperlicher Selbstregulation mit der Integration unbewusster Prozesse tiefergehende und langfristig stabile Veränderungen der Körperwahrnehmung, psychischen Integration und Beziehungsfähigkeit ermöglicht (Kaluza, 2004; van der Kolk, 2014).

Von zentraler Bedeutung ist die ÖGATAP-Studie (2012–2016), die als eine der wenigen naturalistischen Längsschnittstudien die Effektivität der ATP im Vergleich zu Katathym Imaginativer Psychotherapie und Hypnosepsychotherapie prüfte (Sell, Taubner & Möller, 2018; Sell et al., 2017).

Bei Anwendung standardisierter Instrumente berichteten Patient:innen nach einer ATP über signifikante Verbesserungen bei Symptombelastung, interpersonellen Problemen, Persönlichkeitsorganisation und Lebenszufriedenheit. Auffällig war, dass die ATP mit im Schnitt deutlich geringerer Sitzungszahl vergleichbare Wirksamkeit wie die Katathym Imaginative Psychotherapie und Hypnosepsychotherapie aufwies.

Die Forschung zur Autogenen Psychotherapie belegt die Methode als evidenzbasiert, ebenso deren umfassende Wirksamkeit für ein breites Spektrum psychischer und psychosomatischer Krankheiten, insbesondere Angststörungen, Depressionen, psychosomatische Beschwerden und Traumafolgestörungen. Die besondere Stärke der ATP liegt in der Kombination physiologischer, psychodynamischer und ressourcenorientierter Wirkkomponenten und der Möglichkeit, sowohl klar strukturierte als auch individualisierte Therapieverläufe zu realisieren. Sie hat sich für eine Vielzahl von Störungsbildern als wirksam erwiesen, benötigt aber weitere methodisch anspruchsvolle Studien zu spezifischen und langfristigen Effekten sowie zur differenziellen Indikation und kultursensiblen Anwendung.

12 Zusammenfassung und Schlusswort

Die Autogene Psychotherapie stellt ein umfassendes und differenziertes psychotherapeutisches Verfahren dar, das auf dem von Johannes Heinrich Schultz entwickelten Autogenen Training aufbaut und dieses zu einer tiefenpsychologisch fundierten Methode erweitert. In diesem Buch haben wir die historischen Wurzeln, theoretischen Grundlagen, praktischen Anwendungen und empirischen Befunde der ATP umfassend dargestellt.

Die ATP zeichnet sich durch ihren systematischen, stufenweisen Aufbau aus, der eine behutsame Heranführung an psychisches Material ermöglicht. Die Grundstufe mit ihrer Fokussierung auf implizite körperliche Bindungserfahrungen und vegetative Regulation bietet einen niederschwelligen Einstieg und schafft die Basis für die weiterführende psychotherapeutische Arbeit. Die Mittelstufe mit ihren Leitsätzen und Leitbildern ermöglicht eine gezielte Unterstützung kognitiver, visueller und emotionaler Prozesse. Die analytische Oberstufe schließlich vertieft den Zugang zum Unbewussten durch die Arbeit mit Symbolen und Bildern und ermöglicht eine umfassende Bearbeitung psychodynamischer Konflikte.

Das zentrale Prinzip der ATP, das autogene Prinzip, betont die Selbsttätigkeit und Eigenverantwortung der Patient:innen. Die Methode zielt darauf ab, die Selbstregulationsfähigkeit zu stärken und den Patient:innen Werkzeuge in die Hand zu geben, die sie auch nach Abschluss der Therapie selbstständig nutzen können. Dieser ressourcenorientierte Ansatz fördert die Autonomie und Selbstwirksamkeit und unterscheidet die ATP von anderen Verfahren.

Die ATP integriert körperliche und psychische Aspekte und überwindet damit die in der westlichen Medizin und Psychologie lange vorherrschende Körper-Geist-Dichotomie. Diese ganzheitliche Perspektive macht sie besonders geeignet für die Behandlung psychosomatischer Störungen und früher, präverbaler Entwicklungsstörungen, bei denen die Verbindung von Körpererleben und psychischem Erleben gestört ist.

Die Anwendungsmöglichkeiten der ATP sind vielfältig und umfassen sowohl symptomorientierte als auch strukturfördernde Interventionen.

Sie kann bei Angststörungen, Depressionen, psychosomatischen Erkrankungen, Schlafstörungen, Traumafolgestörungen und vielen anderen Indikationen eingesetzt werden. Die flexible Anpassung an verschiedene Patient:innengruppen – von Kindern über Erwachsene bis hin zu älteren und alten Menschen – unterstreicht die Vielseitigkeit der Methode.

Die empirische Forschung belegt die Wirksamkeit der ATP bei verschiedensten Störungsbildern. Die neurobiologischen Befunde zu den physiologischen Effekten der Methode untermauern ihre wissenschaftliche Fundierung. Mehrere Metaanalysen haben signifikante positive Effekte für eine Reihe von Störungsbildern nachgewiesen, darunter Angststörungen, milde bis moderate Depressionen, funktionelle Schlafstörungen, Spannungskopfschmerz, Migräne und psychosomatische Beschwerden. Die Effektstärken waren moderat bis hoch und vergleichbar mit denen anderer etablierter Psychotherapieverfahren.

Die Forschung hat verschiedene Wirkfaktoren der ATP identifiziert. Zu den physiologischen Wirkfaktoren zählen die Umschaltung vom Sympathikus zum Parasympathikus, die Reduktion der Muskelspannung und die Normalisierung vegetativer Parameter. Psychologische Wirkfaktoren umfassen die verbesserte Selbstwahrnehmung, die Stärkung des Selbstwirksamkeitserlebens und den verbesserten Umgang mit Emotionen. Tiefenpsychologische Wirkfaktoren wie der Zugang zu unbewusstem Material und die Integration abgespaltener Persönlichkeitsanteile ergänzen das Wirkspektrum. Diese Integration verschiedener Wirkebenen macht die ATP zu einer umfassenden Methode, die Körper, Psyche und soziales Umfeld berücksichtigt.

Die tiefenpsychologischen Konzepte aller ATP-Stufen bieten einen reichen theoretischen Rahmen für das Verständnis komplexer psychischer Prozesse. Die Arbeit mit Leitsätzen, Symbolen und (Leit-)Bildern ermöglicht einen Zugang zu unbewusstem Material, der oft direkter und tiefgreifender ist als rein verbale Interventionen. Die Bearbeitung von Übertragungs- und Gegenübertragungskonstellationen und die Transformation innerpsychischer Konflikte fördern eine nachhaltige Veränderung auf struktureller Ebene.

In der aktuellen psychotherapeutischen Landschaft, die zunehmend integrative und körperorientierte Ansätze wertschätzt, hat die ATP viel zu bieten. Ihre systematische Integration von Körpererfahrung, kognitiven Prozessen und unbewusstem Erleben entspricht modernen ganzheitlichen Konzeptionen psychischer Gesundheit und Krankheit. Die Betonung der Selbstregulation und Eigenverantwortung der Patient:innen harmoniert mit aktuellen gesundheitspolitischen Bestrebungen zur Förderung von Prävention und Selbstfürsorge.

In einer Zeit, die von Beschleunigung, Digitalisierung und Entfremdung von körperlichen Erfahrungen geprägt ist, bietet die ATP einen wichtigen Gegenpol. Sie fördert die Wiederverbindung mit dem eigenen Körper, die achtsame Wahrnehmung innerer Prozesse und die Entwicklung eines authentischen Selbsterlebens. Die Fähigkeit zur Selbstregulation, die durch die regelmäßige Praxis und Reflexion der ATP entwickelt wird, stellt eine wertvolle Ressource in einer zunehmend komplexen und fordernden Welt dar.

Im Vergleich mit verwandten Verfahren wie der Hypnosepsychotherapie und der Katathym Imaginativen Psychotherapie zeigt sich die besondere Stärke der ATP in der systematischen Integration körperlicher, emotionaler und imaginativer Prozesse und in der konsequenten Förderung der Autonomie der Patient:innen. Das autogene Prinzip, das die Aktivierung und Stärkung der Selbstheilungskräfte betont, macht die ATP zu einer besonders nachhaltigen Methode, die über die Therapiesitzung hinaus im Alltag wirksam werden kann.

Die ATP ist keine statische Methode, sondern entwickelt sich kontinuierlich weiter. Moderne Entwicklungen, wie die Integration achtsamkeitsbasierter Konzepte oder die Anwendung in digitalen Formaten, eröffnen neue Perspektiven für die Zukunft der Methode. Die Zukunftsperspektiven der ATP sind ermutigend. Die wachsende Anerkennung der Wechselwirkungen zwischen körperlichen und psychischen Prozessen in der modernen Medizin und Psychologie, die zunehmende Integration verschiedener therapeutischer Ansätze und das steigende Interesse an körperorientierten und achtsamkeitsbasierten Verfahren schaffen günstige Bedingungen für die weitere Verbreitung und Entwicklung der ATP.

Die ATP stellt ein wertvolles Erbe dar, das es zu bewahren und weiterzuentwickeln gilt. In ihrer Verbindung von systematischer Struktur und individueller Anpassungsfähigkeit, von prozeduralem körperlichem Erleben und tiefenpsychologischer Exploration, von Selbstregulation und therapeutischer Begleitung bietet sie einzigartige Möglichkeiten für die psychotherapeutische Praxis.

Wir hoffen, mit diesem Buch einen Beitrag zum besseren Verständnis der Autogenen Psychotherapie geleistet zu haben. Die ATP verdient einen festen Platz im Repertoire moderner psychotherapeutischer Verfahren und kann sowohl für Patient:innen als auch für Therapeut:innen eine wertvolle Bereicherung darstellen.

In diesem Sinne möchten wir alle an der ATP interessierten Menschen ermutigen, sich mit dieser Psychotherapiemethode vertraut zu machen und ihre vielfältigen Möglichkeiten zu nutzen. Möge dieses Buch dazu beitragen, dass die ATP auch in Zukunft vielen Menschen den Weg zu einer tieferen Verbindung mit sich selbst und zu einer verbesserten psychischen Gesundheit ebnet.

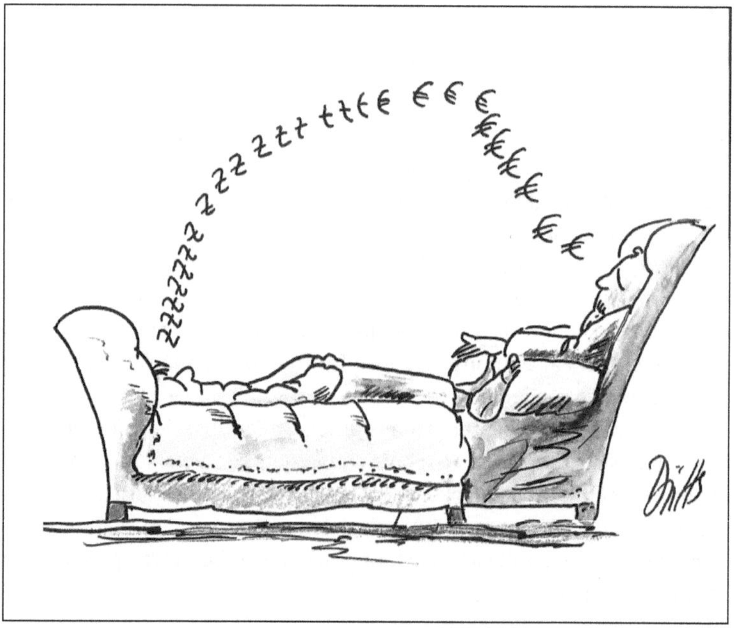

Abb. 15: Psychologen-Blues (Bühs, 2009)

13 Ausbildung

Die Ausbildung in Autogener Psychotherapie wird von der Fachgesellschaft **Österreichische Gesellschaft für Angewandte Tiefenpsychologie und Allgemeine Psychotherapie** (ÖGATAP) angeboten. Ihr Begründer, Heinrich Wallnöfer, hat die internationale Zusammenarbeit und Entwicklung in diesem Feld maßgeblich geprägt.

International bestehen jedoch bis heute unterschiedliche Vorstellungen hinsichtlich der Lehrinhalte: In vielen Ländern gilt die Autogene Psychotherapie vor allem als Fortbildung, die sich oft auf die Grundstufe der ATP (Autogenes Training) beschränkt. Die vorwiegend analytisch ausgerichtete Mittel- und Oberstufe bleiben dort meist ein individuell zu absolvierender Zusatz.

In Österreich ist die Autogene Psychotherapie bereits seit 1994 als eigenständige, vom Bundesministerium für Arbeit, Soziales, Gesundheit, Pflege und Konsumentenschutz anerkannte Psychotherapiemethode etabliert und wird der psychoanalytisch-psychodynamischen Grundorientierung zugeordnet.

Die derzeit gültige Ausbildung kann aktuell noch nach den bisherigen gesetzlichen Rahmenbedingungen sowie dem Curriculum der Fachgesellschaft absolviert werden. Mit der Einführung des neuen Psychotherapiegesetzes 2025 ist künftig die Absolvierung eines universitären Studienabschnitts erforderlich, die methodenspezifische Ausbildung bleibt jedoch weiterhin im Verantwortungsbereich der Fachgesellschaft. Sie umfasst zentrale Elemente wie die Lehrtherapie und die Arbeit in methodenspezifischen Ausbildungsgruppen, in denen Selbsterfahrung, Supervision, Fallarbeit und die Vermittlung psychodynamischer Theorie ineinandergreifen. Die Lehrenden legen besonderen Wert darauf, Theorie und Praxis eng miteinander zu verbinden und die behandlungstechnischen Konzepte nachvollziehbar und praxisnah zu vermitteln. Dadurch können die Ausbildungsinhalte in einem geschützten Rahmen erlebt und erprobt werden.

Nach erfolgreich bestandener Status-Prüfung wird der Status „Therapeut:in in Fachausbildung unter Supervision" verliehen. Ab diesem Zeitpunkt ist es möglich, bereits selbstständig Patient:innen zu behandeln, entweder in eigener Praxis oder in einer Einrichtung des Gesundheitswesens, jedoch stets unter regelmäßiger fachlicher Lehrsupervision. Mit Abschluss aller Ausbildungsschritte verfassen die Kandidat:innen einen schriftlichen Behandlungsbericht zu einem Therapiefall. Nach positiver Begutachtung durch zwei Lehrtherapeut:innen folgt ein mündliches Kolloquium, bei dem sowohl die Fallarbeit als auch Fragen zur Behandlungstechnik und zu theoretischen Hintergründen im Zentrum stehen.

Umfassende Informationen zu Standorten, Ausbildungsinhalten sowie zu Fort- und Weiterbildungen finden sich direkt auf der Website der ÖGATAP unter www.oegatap.at.

Literaturverzeichnis

Abraham, K. (1924). Versuch einer Entwicklungsgeschichte der Libido aufgrund der Psychoanalyse seelischer Störungen. *Psychoanalytische Studien I.* Fischer, 113–183.

Altmeyer M., Thomä, H. (Hrsg.) (2006). *Die vernetzte Seele.* Klett-Cotta.

Arbeitskreis OPD (Hrsg.) (2024). *OPD-3 Operationalisierte Psychodynamische Diagnostik. Das Manual für Diagnostik und Therapieplanung* (2. Aufl.). Huber.

Atwood, G. E., Stolorow, R. W. (1984). *Structures of Subjectivity.* The Analytic Press.

Balint, M. (1987). *Therapeutische Aspekte der Regression.* Klett-Cotta.

Balint, M. (2012). *Therapeutische Aspekte der Regression. Die Theorie der Grundstörung* (4. Aufl.). Klett-Cotta.

Barolin, G. S. (1988). Autogenes Training (AT), Respiratorisches Feedback (RFB). Neue Gesichtspunkte zu alten Erfahrungen. *Ärztliche Praxis und Psychotherapie, 10*(3), 23–29.

Bartl, G. (1983). Der Umgang mit der Grundstörung in der Allgemeinpraxis. *Ärztliche Praxis und Psychotherapie, 3*(3), 3–18.

Bartl, G. (1989). Strukturbildung im therapeutischen Prozess. In Bartl, G., Pesendorfer, F. (Hrsg.), *Strukturbildung im therapeutischen Prozess.* Literas, 15–20.

Barwinsky, R. (2014). Differenzierung der Gegenübertragung anhand entwicklungspsychologischer Konzepte. *Psyche – Z Psychoanal, 68,* 517–536.

Becker, H. (2004). Körperbild und Körpererleben. *Psychotherapeut, 49*(6), 437–442.

Bettighofer, S. (2021). *Gegenübertragung. Die Veränderung beginnt im Therapeuten.* Vortrag gehalten am 8. 5. 2021 bei der öffentlichen Online-Fortbildung: Psychoanalytische Erkenntnisverfahren – Empathie, Gegenübertragung, Rêverie, Psychoanalytische Akademie München.

Bettighofer, S. (2022). *Übertragung und Gegenübertragung im therapeutischen Prozess.* Kohlhammer.

Biermann, G. (1978): *Autogenes Training mit Kindern und Jugendlichen.* Reinhardt.

Binder, H. (1987). Neurophysiologische Grundlagen des Autogenen Trainings. In H. Binder, B. Binder (Hrsg.), *Autogenes Training. Basistherapie, Entspannungsverfahren, Selbstbehandlung.* Fischer, 24–36.

Bion, W. R. (1962). *Learning from experience.* Heinemann.

Bion, W. R. (1965). *Transformationen.* Suhrkamp.

Bischof, B. (2004). Autogene Psychotherapie. *Imagination, 26*(2), 51–61. https://doi.org/10.24989/ig.v26i2.3825

Bischof, B. (2005). Zur Praxis der Verbindung von Diagnostik und therapeutischer Zielsetzung in der Autogenen Psychotherapie. In F. Sedlak, R. Chiba, (Hrsg.), *Die besonderen Chancen der Autogenen Psychotherapie. Eine Festschrift zum 85. Geburtstag von Heinrich Wallnöfer.* Eigenverlag DDr. F. Sedlak, 74–88.

Bischof, B. (2006). Ziele Autogenen Trainings. Grundstufe der ATP. *Imagination, 28*(2), 49–63. https://doi.org/10.24989/ig.v28i2.3755

Bischof, B. (2014). „Wenn Loslassen zum freien Fall wird". Risiken, Nebenwirkungen und Schäden aus der Sicht der Autogenen Psychotherapie (ATP). In A. Leitner, B. Schigl, M. Mertens (Hrsg.), *Wirkung, Risiken und Nebenwirkungen von Psychotherapie. Ein Beipackzettel für TherapeutInnen und* PatientInnen. Facultas, 87–91.

Bischof, B., Dieter, J. (2022). Diagnostik in der Autogenen Psychotherapie. In C. Höfner, M. Hochgerner (Hrsg.), *Psychotherapeutische Diagnostik. Kompendium für alle in Österreich anerkannten Therapieverfahren.* Springer, 163–177.

Bischof, B., Frei, S. (2024). Autogene Psychotherapie. In N. Eller, G. Stumm (Hrsg.), *Psychotherapieausbildung in Österreich. Überblick, Methoden, Entscheidungshilfen.* Springer, 51–58.

Biskup, S. (2025). *Gestaltungen der Haltungen der ATP-Grundstufe.* Sandfarbe e.U., 47–49. https://www.sandfarbe.at

Boll-Klatt, A., Kohrs, M. (2018). Freuds triebtheoretische Entwicklungspsychologie: Psychosexualität und Phasenlehre. *In Praxis der psychodynamischen Psychotherapie. Grundlagen – Modelle – Konzepte.* Schattauer, 105–126.

Bosch, J., & Ciompi, L. (2005). *Symbolisation: Symbolbildung, Symbolverarbeitung, Symbolwirkung.* Vandenhoeck & Ruprecht.

Botella, C., Botella, S. (2005). *The work of psychic figurability. Mental states without representation.* Brunner-Routledge.

Bowlby, J. (1969). *Attachment and loss, Vol. 1: Attachment.* Basic Books.

Bowlby, J. (2006). *Bindung.* Reinhardt.

Buchheim, A. (2011). Sozio-emotionale Bindung. In Schiepek, G. (Hrsg), *Neurobiologie der Psychotherapie* (2. Aufl.). Schattauer, 340–349.

Buchheim, A., Bertram, W. (2010). „Ain't no sunshine when she's gone." Wie Bindung das Gehirn ändert. In Spitzer, M., Bertram, W. (Hrsg.), *Hirnforschung für Neur(o)gierige. Braintertainment 2.0.* Schattauer, 28.

Bühs, R. (2009). *Psychologen-Blues.* Beltz.

Burchartz, A. (2021). *Psychodynamische Psychotherapie bei Kindern und Jugendlichen. Das tiefenpsychologisch fundierte Verfahren: Basiswissen und Praxis*. Kohlhammer.

Bürgin, D. (1993). *Psychosomatik im Kindes- und Jugendalter*. Fischer.

Burian-Langegger, B. (2002). Trauma und inneres Objekt. *Imagination, 24* (3–4), 5–18. https://doi.org/10.24989/ig.v24i3-4.3864

Burian-Langegger, B. (2005). Aggression und Trennungsangst – Krisen in der Adoleszenz. *Imagination, 27*(3), 36–50. https://doi.org/10.24989/ig.v27i3.3781

Carter, R. (2009). *Das Gehirn. Anatomie, Sinneswahrnehmung, Gedächtnis, Bewusstsein, Störungen*. Dorling Kindersley.

Chimani, N. (2019). 50 Jahre ÖGATAP – Eine Chronik. *Imagination, 41*(4), 11–43. https://doi.org/10.24989/ig.v41i4.3230

Cialdini, R. B. (1998). *Die Psychologie des Überzeugens*. Huber.

Damasio, A. (2010). *Selbst ist der Mensch. Körper, Geist und die Entstehung des menschlichen Bewusstseins*. Siedler.

Deimel, H., Thimme, T. (Hrsg.) (2021). *Bewegungs- und Sporttherapie bei psychischen Erkrankungen des Kindes- und Jugendalters. Brennpunkte der Sportwissenschaft*. Academia. https://doi.org/10.5771/9783896659712

Der Spiegel. *Psychiatrie – Bluthaftes Verständnis*, 26/1994.

Diagnostik-Leitlinie für Psychotherapeutinnen und Psychotherapeuten des Bundesministeriums für Gesundheit und Frauen auf Grundlage eines Gutachtens des Psychotherapiebeirates vom 15. Juni 2004.

Diem-Wille, G. (2003). *Das Kleinkind und seine Eltern*. Kohlhammer.

Diem-Wille, G., Schwetz, A. (2018). Psychoanalytische/psychodynamische Entwicklungspsychologie. In Burian, W., Grossmann-Garger, B. (Hrsg.), *Psychoanalytisch orientierte Psychotherapie, Band 1. Grundlagen und Rahmenbedingungen*. Mandelbaum, 123–179.

Dieter, J. (2000). Symbolbildung und ihre Bedeutung für die Psychotherapie. *Imagination, 22*(1), 5–27. https://doi.org/10.24989/ig.v22i1.3952

Dieter, J. (2004). Stufen der Triangulierung – Die Bedeutung der Dyade und der Triade in der Entwicklung und Psychotherapie. *Imagination 4*, 5–39. https://doi.org/10.24989/ig.v26i4.3804

Dieter, J. (2015). Ist jede Imagination hilfreich? Von der Objektverwendung zur Verwendung der Imagination. *Imagination, 37*(2–3), 284–291. https://doi.org/10.24989/ig.v37i2-3.3404

Dieter, W. (2000). Katathym Imaginative Psychotherapie bei Borderline-Störungen. *Psychotherapeut, 45*, 90–98.

Dieter, W. (2001). Die Katathym Imaginative Psychotherapie – eine tiefenpsychologische Behandlungsmethode. *Imagination, 23*(3), 5–41. https://doi.org/10.24989/ig.v23i3.3908

Dieter, W. (2003). Katathym Imaginative Psychotherapie bei Angstneurosen. *Imagination, 25*(4), 5–40. https://doi.org/10.24989/ig.v25i4.3838

Dolto, F. (1996). *Über das Begehren: die Anfänge der menschlichen Kommunikation* (2. Aufl.). Klett-Cotta.

Doubrawa, R. (1992). Was bewirkt das Autogene Training? *Autogenes Training und Progressive Relaxation, 9*, 3–4.

Du Bois, R. (1990). *Körper-Erleben und psychische Entwicklung: Phänomenologie, Psychopathologie und Psychodynamik des Körper-Erlebens; mit Beobachtungen an gesunden und schizophrenen Jugendlichen.* Hogrefe.

Egle, U. T., Hoffmann, S. O., Steffens, M. (1997). Psychosoziale Risiko- und Schutzfaktoren im Kindes- und Jugendalter als Prädisposition für psychiatrische Erkrankungen im Erwachsenenalter. Aktueller Forschungsstand. *Der Nervenarzt 68*(9), 683–695. https://doi.org/10.1007/s001150050183

Erikson, E. H. (1950). *Childhood and Society.* Norton.

Erikson, E. H. (1956). Das Problem der Ich-Identität. *Psyche – Z Psychoanal, 10*, 114–175.

Erikson, E. H. (1998). *Identität und Lebenszyklus*. Suhrkamp.

Ermann, M. (1998). Träume erzählen und die Übertragung. Zur Beziehungsanalyse von „Träumen als freie Einfälle", Träume erzählen und die Übertragung. Die Interaktion von Traumberichten als freie Assoziationen. *Forum der Psychoanalyse, 14*, 95–110.

Ermann, M. (2007). *Psychosomatische Medizin und Psychotherapie. Ein Lehrbuch auf psychoanalytischer Grundlage* (5. Aufl.). Kohlhammer.

Ermann, M. (2011). Intersubjektivität und psychoanalytische Identität. *Forum Psychoanal, 27*, 165–172.

Ermann, M. (2017a). *Der Andere in der Psychoanalyse. Die intersubjektive Wende* (2. Aufl.). Kohlhammer.

Ermann, M. (2017b). Von der Deutung zur Beziehung – Spielen mit dem Material. *Imagination, 39*(3), 19–30. https://doi.org/10.24989/ig.v39i3.3 0729-017-0102-2

Ermann, M., Frick, E., Kinzel, CH., Seidl, O. (2014). *Einführung in die Psychosomatik und Psychotherapie. Ein Arbeitsbuch für Unterricht und Eigenstudium* (3. Aufl.). Kohlhammer.

Fairbairn, W. R. D. (1954). *An object-relations theory of the personality.* Basic Books.

Ferrari, A. (1993). *L'eclissi del corpo.* Borla.

Ferro, A. (2008). Die Transformation. Mikrotransformationen, Makrotransformationen und Transformationen durch Narration. *Forum Psychoanal, 24*, 217–228.

Fidal, E. (1995). Interview mit einem Schüler des Autogenen Trainings. Von einem Patienten, der zum Schüler und zum autonomen Anwender des Autogenen Trainings wurde. Festschrift für Heinrich Wallnöfer zum 75. Geburtstag. *Imagination, 2*, 11–22.

Fonagy, P. et al. (2002). *Mentalisierung, Affektregulierung und die Entwicklung des Selbst.* Klett-Cotta.

Freud, A. (1936). *Das Ich und die Abwehrmechanismen.* Internationaler Psychoanalytischer Verlag.

Freud, S. (1905). *Drei Abhandlungen zur Sexualtheorie.* In *GW V*. Fischer, 27–145.

Freud, S. (1912). Ratschläge für den Arzt bei der psychotherapeutischen Behandlung. In *Schriften zur Behandlungstechnik. Studienausgabe, Ergänzungsband.* Fischer, 171.

Freud, S. (1914a). *Zur Einführung des Narzißmus.* In *GW X*. Fischer, 137–170.

Freud, S. (1914b). Erinnern, Wiederholen und Durcharbeiten. Weitere Ratschläge zur Technik der Psychoanalyse II. In *Schriften zur Behandlungstechnik. Studienausgabe, Ergänzungsband.* Fischer, 206–215.

Freud, S. (1923). *Das Ich und das Es.* In *GW XIII*. Fischer, 237–289.

Freud, S. (1927). Der Humor. In *Psychologische Schriften, Studienausgabe, Bd. IV.* Fischer, 276–282.

Freud, S. (1933). Über eine Weltanschauung. In *Neue Folge der Vorlesungen zur Einführung in die Psychoanalyse, GW XV.* Fischer, 170–197.

Fried, E. (1990). *Als ich mich nach dir verzehrte. Gedichte von der Liebe.* Wagenbach SALTO.

Fuchs, M. (1997). *Funktionelle Entspannung*. Hippokrates.

Gaddini E. et al. (2001) (Hrsg.). *„Das Ich ist vor allem ein körperliches". Beiträge zur Psychoanalyse der ersten Strukturen.* Edition diskord.

Gatterer, G. (2023). *Grundlagen des Alterns und der Psyche.* Vortrag am 29.01.2023 im Rahmen der Fortbildungsreihe „Gerontopsychotherapie" der Österreichischen Gesellschaft f. Angewandte Tiefenpsychologie und Allgemeine Psychotherapie (ÖGATAP) 2023.

Gatz, M., Pearson, C. G. (2014). Ageism revised and the provision of psychological services. *American Psychologist, 69*(7), 660–673.

Gerber, G. (1987). Autogenes Training für Kinder und Jugendliche. In Pesendorfer, F. (Hrsg.), *Johann Heinrich Schultz zum 100. Geburtstag. Ärztliche Praxis und Psychotherapie 2*, Literas, 123–135.

Gerber, G., Sedlak, F. (1990). *Autogenes Training – mehr als Entspannung*. Reinhardt.

Green, A. (1993). Die tote Mutter. Psychoanalytische Studien zu Lebensnarzissmus und Todesnarzissmus. *Psyche – Z Psychoanal, 47*, 205–240.

Greenberg, J. R., Mitchell, S. A. (1983). *Object Relations in Psychoanalytic Theory.* Harvard University Press.

Greenson, R. (1973). *Technik und Praxis der Psychoanalyse*. Klett-Cotta.

Halsband, U. (2004). Mechanismen des Lernens in Trance: funktionelle Bildgebung und Neuropsychologie. *Hypnose und Kognition, 21*, 11–38.

Harrer, M. E., Ebell, H. (2021). *Hypnose und Achtsamkeit in der Psychoonkologie*. Carl-Auer.

Harrer, M. E., Weiss, H. (2018). *Wirkfaktoren der Achtsamkeit – wie sie die Psychotherapie verändern und bereichern*. Schattauer.

Hauler, B. (2019). Der Körper als Bühne der Emotionen – Über die leibliche Verankerung seelischen Erlebens. *Imagination, 41*(3), 20–32. https://doi.org/10.24989/ig.v41i3.3238

Heim, E., Maercker, A. (2016). Autogenes Training mit älteren Menschen. In F. Petermann & D. Vaitl (Hrsg.), *Entspannungsverfahren – Das Praxishandbuch* (5. Aufl.). Beltz, 234–249.

Hesse, H. (1986). *Jedem Anfang wohnt ein Zauber inne. Lebensstufen*. Suhrkamp.

Heuft, G. (2018). *Psychodynamische Gerontopsychosomatik*. Vandenhoeck & Ruprecht.

Hexel, M. (1994). Wichtige Kriterien des AT. *Imagination, 4*, 23–25.

Hilbrecht, H. (2010). *Meditation und Gehirn. Alte Weisheit und moderne Wissenschaft.* Schattauer.

Hirsch, M. (Hrsg.) (1989). *Der eigene Körper als Objekt. Zur Psychodynamik selbstdestruktiven Körperagierens.* Springer.

Hirsch, R. D., Hespos, M. (2000). *Autogenes Training bis ins hohe Alter. Basistherapeutikum und Gesundheitsförderung*. Reinhardt.

Hoffmann, B. (1989). Mittelstufe des Autogenen Trainings: Formelhafte Vorsätze und ihre Wirkungsweise. *Praxis der Klinischen Verhaltensmedizin und Rehabilitation, 2*(7), 148–153. *Psychologie in Österreich. Entwicklungspsychologie, 2*, 115–122.

Hoffmann, B. (1990). *Handbuch des Autogenen Trainings. Grundlagen, Technik, Anwendungen*. dtv.

Höhl, S. (2023). Neuronale Dynamiken sozialer Interaktion in der frühen Kindheit. Neuronal Dynamics of Social Interactions in Early Childhood. In *Z Berufsverband Österreichischer Psychologinnen und Psychologen (BÖP)*, 115–122.

Huber, M. (2010). *Der innere Garten. Ein achtsamer Weg zur persönlichen Veränderung* (4. Aufl.). Junfermann.

Husmann, B. (2015). Licht und Schatten im Wirken von Johannes Heinrich Schultz. Übersicht und Gesamtbibliografie – Ein Beitrag zur Geschichte der Psychotherapie im Deutschsprachigen Raum. *Entspannungsverfahren*, *32*, 8–29.

Husmann, B. (2022). *Über 100 Jahre Autogenes Training. Exponate einer Ausstellung zur Geschichte der „konzentrativen Selbstentspannung“.* Mit einem Geleitwort von H. Wallnöfer. Pabst Science.

Hüther, G. (2010). *Die Macht der inneren Bilder. Wie Visionen das Gehirn, den Menschen und die Welt verändern*. Vandenhoeck & Ruprecht.

Hüther, G., Krens, I. (2008). *Das Geheimnis der ersten neun Monate.* Beltz.

Insel, T., Young, I. J. (2001). The neurobiology of attachment. *Nat Rev Neurosci*, *2*, 129–136.

Junkers, G. (2013). *Die leere Couch. Der Abschied von der Arbeit als Psychoanalytiker.* Psychosozial-Verlag.

Kaluza, G. (2004). *Stressbewältigung: Trainingsmanual zur psychologischen Gesundheitsförderung*. Springer.

Kanji, N. (2015). Autogenic training: A meta-analysis of clinical outcome studies. *Journal of Clinical Psychology*, *71*(3), 272–288.

Katschnig, B. (2000). Der Einsatz der Grundstufe der Autogenen Psychotherapie bei SchülerInnen mit verschiedenen persönlichen und leistungsbezogenen Schwierigkeiten. *Imagination*, *22*(4), 29–57. https://doi.org/10.24989/ig.v22i4.3930

Kernberg, O. F. (1975). *Borderline-Störungen und pathologischer Narzissmus.* Suhrkamp.

Kernberg, P. F., Weiner, A., Bardenstein, K. (2001). *Persönlichkeitsstörungen bei Kindern und Jugendlichen.* Klett-Cotta.

Kircher, T., Teutsch, E., Wormstall, H., Buchkremer, G. (2002). Effekte von Autogenem Training bei Älteren. *Zeitschrift für Gerontologie und Geriatrie*, *35*(2), 157–165.

Klein, M. (1946). Bemerkungen über einige schizoide Mechanismen. In M. Klein (Hrsg.), *Das Seelenleben des Kleinkindes und andere Beiträge zur Psychoanalyse.* Klett-Cotta, 131–163.

Klein, M. (1962). *Das Seelenleben des Kleinkindes und andere Beiträge zur Psychoanalyse.* Klett-Cotta.

Klußmann, R. (1992). *Psychosomatische Medizin. Eine Übersicht* (2. Aufl.). Springer.

Kohut, H. (1971). *The Analysis of the Self. A Systematic Approach to the psychoanalytic Treatment of Narcisstic Personality Disorders.* International Universities Press Inc. *[Deutsch: Narzißmus. Eine Theorie der psychoanalytischen Behandlung narzißtischer Persönlichkeitsstörungen.* Suhrkamp, 1973.]

Kohut, H. (1981). *Die Heilung des Selbst.* Suhrkamp.

König, K. (2000). *Angst und Persönlichkeit. Das Konzept vom steuernden Objekt und seine Anwendungen* (6. Aufl.). Vandenhoeck & Ruprecht.

Kraft, H. (2024). *Autogenes Training. Grundlagen, Technik, Anwendung* (6. Aufl.). Medizinisch Wissenschaftliche Verlagsgesellschaft, 228 (E-Book (EPUB)).

Krampen, G. (1991). *Übungsheft zum Autogenen Training.* Hogrefe.

Krampen, G. (1992). *Einführungskurse zum Autogenen Training. Ein Lehr- und Übungsbuch für die psychosoziale Praxis.* Hogrefe.

Krampen, G. (2008). Therapeutic efficacy of autogenic psychotherapy in personality disorders: A long-term follow-up study. *Psychotherapy Research, 18(5),* 567–580.

Krampen, G., Ohm, D. (2004). Effekte des Autogenen Trainings: Literaturbericht zur kontrollierten Forschung 2000–2004. In G. Krampen, D. Ohm, W. Vogt (Hrsg.), *Entspannungsverfahren: Empirische Befunde und therapeutische Anwendung.* Deutscher Psychologen Verlag, 41–62.

Krapf, G. (1987). Die formelhaften Vorsatzbildungen des autogenen Trainings. In Pesendorfer, F. (Hrsg.), *Johann Heinrich Schultz zum 100. Geburtstag. Ärztliche Praxis und Psychotherapie 2*, Literas, 45–53.

Krapf, G. (1988). Wesen und Wirkung der Oberstufe des AT. *Ärztliche Praxis und Psychotherapie, 10*(5, 6), 11–28.

Krapf, G. (1989). *Autogenes Training in Therapie und Praxis: Die Grundstufe des konzentrativen Selbstentspannungsverfahrens.* Thieme.

Krappmann, L. (1990). *Soziologische Dimensionen der Identität.* Klett-Cotta.

Kris, E. (1952). *Psychoanalytic Explorations in Art.* New York.

Kruse, W. (1992). *Einführung in das Autogene Training mit Kindern.* Deutscher Ärzte-Verlag.

Küchenhoff, J. (2009). Den Körper verstehen – psychoanalytische Konstruktionen. In J. Küchenhoff, J. Pfeiffer (Hrsg.), *Körper, Konstruktionen.* Jahrbuch für Literatur und Psychoanalyse 28. Königshausen & Neumann, 21–33.

Küchenhoff, J. (2019). *Sich verstehen im Anderen: Erkenntniswege der Psychoanalyse.* Vandenhoeck & Ruprecht.

Küchenhoff, J. (2020). Körper und Sprache. Sinn und Nicht-Sinn körperbezogener psychischer Leiden. *Psychodynamische Psychotherapie, 4*(20), 355–368. https://doi.org/10.21706/pdp-19-4-355.

Küchenhoff, J., Agarwalla, P. (2012). *Körperbild und Persönlichkeit. Die klinische Evaluation des Körpererlebens mit der Körperliste.* Springer.

Lacan, J. (1975). Das Spiegelstadium als Bildner der Ichfunktion. In *Schriften 1.* Walter.

Ladenbauer, W. (1995). Die Grundlagen der Analytischen Oberstufe des Autogenen Trainings. *Imagination, 2,* 29–54.

Langen, D. (1987). Autogenes Training in der Gegenwart. *Praxis der Klinischen Verhaltensmedizin und Rehabilitation, 2(7),* 143–147.

Langsdorff, M. (2000). Die Geheimnisse um J. H. Schultz. Die Rolle des Autogenen Trainings und seines Begründers im Nationalsozialismus. In *Stuttgarter Zeitung, 13.9.2000.*

Lazar, S., Kerr, C., Wassermann, R., Gray, J. (2005). Meditation Experience Is Associated with Increased Cortical Thickness. *Neuroreport, 16*(17), 1893–1897. DOI: 10.1097/01.wnr.0000186598.66243.19

Leichsenring, F., Leibing, E. (2003). The Effectiveness of Psychodynamic Therapy and Cognitive Behavior Therapy in the Treatment of Personality Disorders: A Meta-Analysis. *American Journal of Psychiatry, 160*(7), 1223–1232. DOI: 10.1176/appi.ajp.160.7.1223

Leikert, S. (2024). Therapeutische Präsenz, Traumaspuren, verkapselte Körperengramme. Zur Arbeit mit der somantischen Narration. *Psyche – Z Psychoanal, 78*(6), 473–506. https://doi.org/10.21706/ps-78-6-473.

Leuzinger-Bohleber, M., Emde, R. N., Pfeifer, R. (Hrsg.) (2013). *Embodiment. Ein innovatives Konzept für Entwicklungsforschung und Psychoanalyse.* Vandenhoeck & Ruprecht.

Lombardi, R. (2002). Primitive mental states and the body. *Int J Psycho-Anal, 83,* 363–381.

Luborsky, L. (1988). *Einführung in die psychoanalytische Psychotherapie.* Springer.

Lüscher, M. (1984). *Der 4-Farben Mensch oder der Weg zum inneren Gleichgewicht.* Goldmann.

Mahler, M. S., Pine, F., Bergman, A. (1975). *The psychological birth of the human infant.* Basic Books.

Mann, T. (1991). *Der Zauberberg* (32. Aufl.). Fischer.

Manzoni, G. M. et al. (2008). Relaxation Training for anxiety: a ten-years systematic review with meta-analysis. *BMC Psychiatry, 8,* 41.

Martin, M. (2005). Der Einsatz formelhafter Vorsatzbildungen in der Grundstufen-Kleingruppe. In F. Sedlak & R. Chiba (Hrsg.), *Die besonderen Chancen der Autogenen Psychotherapie. Eine Festschrift zum 85. Geburtstag von Heinrich Wallnöfer.* Eigenverlag Sedlak, F., 140–158.

Mauermann, H. (1979). *Autogenes Training und emotionales Selbstmanagement.* Springer.

Meltzer, D. (1988). *Traumleben.* Verlag Internationale Psychoanalyse.

Merleau-Ponty, M. (1969). *Prosa der Welt.* Fink.

Mertens, W. (2002). *Psychoanalytische Grundbegriffe: Ein Kompendium.* Beltz.

Mettauer, P. (2010). *„Vergessen und Erinnern." Die Geschichte der Tagung nach Quellen und Zeitzeugen.* Vortrag am 21. und 28. April im Rahmen der 60. Lindauer Psychotherapiewochen, 2010.

Metzger, H.-G. (2018). Die Veränderung der Vaterschaft – Konflikte um Aggression und Autorität. *Imagination, 40*(1), 5–22. https://doi.org/10.24989/ig.v40i1.3300

Mittag, O. (1994). Zur Rolle von Schultz im Nationalsozialismus. *Report Psychologie, 19*(3).

Moratelli, M. (1995). Modell einer psychotherapeutischen Kindergruppe mit begleitender Elternarbeit. Erfahrungen in der Anwendung mit dem AT bei Kindern – Grund- und Oberstufe. *Imagination, 2*, 55–81.

Moratelli, M. (1999). Bindung – Autonomie – Aggression. Autogenes Training in einer Kindergruppe. *Imagination, 2*, 37–53.

Musalek, M. (2025). Mehr als Yoga und grüne Smoothies. In *Leben. Das Gesundheitsmagazin. Kurier*, S. 38.

Petermann, F. (2005). *Anwendung des autogenen Trainings im Kindesalter.* Hogrefe.

Peters, M. (2023). *Psychotherapie im Alter.* Seminar im Rahmen des auditorium netzwerk.de.

Peters, M. (2024). *Psychodynamische Psychotherapie im Alter.* Vortrag am 29.01.2024 im Rahmen der Fortbildungsreihe „Gerontopsychotherapie" der Österreichischen Gesellschaft f. Angewandte Tiefenpsychologie und Allgemeine Psychotherapie (ÖGATAP), 2024.

Peters, M., Lindner, R. (2019). *Psychodynamische Psychotherapie im Alter: Grundlagen, Störungsbilder und Behandlungsformen.* Kohlhammer. https://doi.org/10.17433/978-3-17-030604-2.

Piaget, J. (1972). *The psychology of the child.* Basic Books.

Plügge, H. (1992). *Der Mensch und sein Leib.* Niemeyer.

Porges, S. (2023). *Die Polyvagal-Theorie und die Suche nach Sicherheit. Traumabehandlung, soziales Engagement und Bindung.* G. P. Probst.

Pötz, H. (2004). Die Wirkungsweise des Autogenen Trainings – Ein Beitrag zur tiefenpsychologischen Konzeptualisierung der Grundstufe der Autogenen Psychotherapie. *Imagination, 26*(4), 56–71. https://doi.org/10.24989/ig.v26i4.3806

Quinodoz, D. (2012). *Älterwerden. Eine Entdeckungsreise. Erfahrungen einer Psychoanalytikerin* (2. Aufl.). Psychosozial-Verlag. http://dnb.d-nb.de

Reddemann, I. (2012). *Psychodynamisch Imaginative Psychotherapie. PITT – Das Manual* (7. Aufl.). Klett-Cotta.

Reichmann, I. (2002). Körper und Bild – Körperbild. *Imagination, 24*(2), 89–100. https://doi.org/10.24989/ig.v24i2.3880

Reinelt, T., Gerber, G. (1990). Autogenes Training im Rahmen des psychogenetischen Entwicklungsmodells „Spüren – Fühlen – Denken“. In G. Gerber, F. Sedlak (Hrsg.), *Autogenes Training mehr als Entspannung.* Reinhardt, 138–143.

Riemann, F. (1976). *Grundformen der Angst.* Reinhardt.

Rizzolatti, G., Sinigaglia, C. (2008). *Empathie und Spiegelneurone: Die biologische Basis des Mitgefühls.* Suhrkamp.

Röhricht, F. et al. (2005). Konsensuspapier zur terminologischen Abgrenzung von Teilaspekten des Körpererlebens in Forschung und Praxis. *Psychother Psych Med, 55*, 183–190.

Rosa, H. (2004). *Beschleunigung. Die Veränderung der Zeitstrukturen in der Moderne.* Suhrkamp.

Roßmanith, S. (1990). Die tiefenpsychologische Konzeption des AT in Vermittlung und Ausbildung. In G. Gerber, F. Sedlak (Hrsg.), *Autogenes Training – mehr als Entspannung.* Reinhardt, 84–99.

Roth, E. (2012). *Sämtliche Menschen. Ein Mensch, Mensch und Umwelt, Der letzte Mensch.* Hanser.

Roth, G., Strüber, N. (2014). *Wie das Gehirn die Seele macht.* Klett-Cotta.

Rudolf, G. (2013). *Strukturbezogene Psychotherapie* (3. Aufl.). Schattauer.

Rudolf, G., Henningsen, P. (Hrsg.) (2013). *Psychotherapeutische Medizin und Psychosomatik. Ein einführendes Lehrbuch auf psychodynamischer Grundlage* (7. Aufl.). Thieme.

Sack, M., Sachsse, U. Schellong, J. (Hrsg.) (2013). *Komplexe Traumafolgestörungen. Diagnostik und Behandlung von Folgen schwerer Gewalt und Vernachlässigung.* Schattauer.

Schachinger, H. E. (2019). *Vortrag im Rahmen der 67. Militärpsychologentagung „Psychologie von Migration und Integration"*. Reichenau/Rax.

Schacht, M., Hutter, CH. (2019). Mensch und soziokulturelles Atom. Haben und Sein. In G. Dietrich, M. Daimel (Hrsg.), *ÖAGG feedback, 3–4*, 8–23.

Schiepek, G. (2011). *Neurobiologie der Psychotherapie* (2. Aufl.). Schattauer.

Schilder, P. (1935). *The image and appearance of the human body.* Kegan.

Schlamann, M., Naglatzki, R., De Greiff, A., Forsting, M., Gizewski, E. R. (2010). Autogenic training alters cerebral activation patterns in fMRI. *International Journal of Clinical and Experimental Hypnosis, 58*(4), 444–456.

Schnell, M. (2001). *Das Geißlein im Uhrenkasten und die Frau im Kleiderschrank. Die Entwicklung des Spielraums und der Dialog mit dem Selbst.* Vortrag auf dem 9. Int. Kongress für KIP in Goldegg, 2001.

Scholten, A. (2022). Trauern – das Phänomen des Übergangs. In *Existenzanalytische Herbsttagung GLE D, 12. November 2022, Nachlese. „Das Neue noch nicht, das Alte nicht mehr." Übergänge als existenzielle Herausforderung.* Ges. f. Logotherapie und Existenzanalyse in De.v., 61–67.

Schultz, J. H. (1932). *Das Autogene Training – Konzentrative Selbstentspannung* (18. Aufl.). Thieme.

Schultz, J. H. (1951). *Bionome Psychotherapie. Ein grundsätzlicher Versuch.* Thieme.

Schultz, J. H. (1969). *Übungsheft für das Autogene Training* (14. Aufl.). Thieme.

Schultz, J. H. (1970). *Das Autogene Training: Konzentrative Selbstentspannung* (13. Aufl.). Thieme.

Schultz, J. H., Luthe, W. (1959). *Autogenic training: A psychophysiologic approach in psychotherapy.* Grune & Stratton.

Schultz, J. H., Luthe, W. (1969). *Autogenic Therapy.* Thieme.

Schur, M. (1955). Comments on the metapsychology of somatization. *Psychoanal Study Child, 10,* 119–164 [dt. In: Overbeck, G., Overbeck, A. (Hrsg.) (1978), Seelischer Konflikt – Körperliches Leiden. Rowohlt].

Sedlak, F. (1990). Wärme, Rhythmus und Konstanz. Das Konzept von G. Bartl als Urmatrix therapeutischer Begegnung. In Gerber, G. & Sedlak, F. (Hrsg.), *Autogenes Training mehr als Entspannung.* Reinhardt, 144–165.

Sedlak, F. (1999). Die besonderen Möglichkeiten der Mittelstufe der Autogenen Psychotherapie: Persönlichkeitsentwicklung und Kompetenzsteigerung. *Imagination, 21*(4), 70–80. https://doi.org/10.24989/ig.v21i4.3968

Sedlak, F. (2001). Die tiefenpsychologische Fundierung der Autogenen Psychotherapie. *Imagination 23*(3), 42–51. https://doi.org/10.24989/ig.v23i3.3909

Sedlak, F. (2004). Die Wirkungsweise des Autogenen Trainings – Ein Beitrag zur tiefenpsychologischen Konzeptualisierung der Grundstufe der Autogenen Psychotherapie. *Imagination, 4*, 56–71.

Sedlak, F. (2005). Die besonderen diagnostischen Chancen der ATP im Lichte der Diagnostik-Leitlinien. In H. Bartuska, M. Buchsbaumer, G. Mehta, G. Pawlowsky, S. Wiesnagrotzki (Hrsg.), *Psychotherapeutische Diagnostik. Leitlinien für den neuen Standard*. Springer.

Sedlak, F. (2012a). *Grundsatzbeiträge zur Theorie und Praxis der Autogenen Psychotherapie. „Der ATP-Reader."* Österreichische Gesellschaft f. angewandte Tiefenpsychologie und allgemeine Psychotherapie (ÖGATAP).

Sedlak, F. (2012b). Wie wirkt die Autogene Psychotherapie? In Sedlak, F. (2012): *Grundsatzbeiträge zur Theorie und Praxis der Autogenen Psychotherapie*. „Der ATP-Reader." Österreichische Gesellschaft f. angewandte Tiefenpsychologie und allgemeine Psychotherapie (ÖGATAP), 63–68.

Sedlak, F., Chiba, R. (Hrsg.) (2005). *Die besonderen Chancen der Autogenen Psychotherapie. Eine Festschrift zum 85. Geburtstag von Heinrich Wallnöfer.* Eigenverlag DDr. Franz Sedlak.

Sedlak, F., Gerber, G. (1993). *Autogene Psychotherapie: Grundlagen, Technik, Indikation*. Springer.

Segal, H. (1996). *Traum, Phantasie und Kunst*. Klett-Cotta.

Sell, C., Schöpfer-Mader, E., Brömmel, B., Möller, H. (2017). Behandlungstechnik in Katathym Imaginativer Psychotherapie, Hypnosepsychotherapie und Autogener Psychotherapie: Die Therapeutenversion der „Prozessskala für imaginations- und trancebasierte tiefenpsychologische Methoden" (PIT). *Psychotherapie Forum, 22*, 113–126. https://doi.org/10.1007/s0 0729-017-0102-2

Sell, C., Taubner, S., Möller, H. (2018). Praxisstudie zu Katathym Imaginativer Psychotherapie, Hypnosepsychotherapie und Autogener Psychotherapie. *Imagination, 40*(1), 46–96. https://doi.org/10.24989/ig.v40i1.3303

Spitz, R. A. (1954). *Die Entstehung der ersten Objektbeziehungen*. Klett-Cotta.

Spitz, R. A. (1983). *Vom Säugling zum Kleinkind* (7. Aufl.). Klett-Cotta.

Stambler, I. (1989). *The Encyclopedia of Pop, Rock and Soul* (3. Aufl.). St. Martin's Press, 745–746.

Stein, J., Röhr, S., Luck, T., Löbner, M., & Riedel-Heller, S. G. (2020). Indikationen und Evidenz von international entwickelten Online-Coaches zur Intervention bei psychischen Erkrankungen – ein Meta-Review. *Psychiatrische Praxis, 47*(1), 16–23.

Stern, D. (1992). *Die Lebenserfahrung des Säuglings*. Klett-Cotta.

Stern, D. et al. (2002). Nicht-deutende Mechanismen in der psychoanalytischen Therapie. Das „Etwas-Mehr" als Deutung. *Psyche – Z Psychoanal, 56*, 974–1006.

Stetter, F., Kupper, S. (2002). Autogenic training: A meta-analysis of clinical outcome studies. *Applied Psychophysiology and Biofeedback, 27*(1), 45–98.

Stoller, S. (2020). Immer da – Zur Permanenz des Leibes in der Phänomenologie. In U. Kadi, S. Schlüter, E. Skale (Hrsg.), *Psychoanalyse – nicht ohne meinen Körper. Sigmund Freud-Vorlesungen (2019)*. Brandes & Apsel, 25–35.

Storch, M., Cantieni, B., Hüther, G., Tschacher, W. (2010). *Embodiment. Die Wechselwirkung von Körper und Psyche verstehen und nutzen* (2. Aufl.). Huber.

Straus, E. (1935). *Vom Sinn der Sinne. Ein Beitrag zur Grundlegung der Psychologie.* Julius Springer.

Streeck-Fischer, A. (2021). *Jugendliche zwischen Krise und Störung. Herausforderungen für die psychodynamische Psychotherapie*. Schattauer.

Teising, M. (2013). Narzisstische Herausforderungen an alternde Psychoanalytiker. In G. Junkers (Hrsg.), *Die leere Couch*. Psychosozial-Verlag, 101–110.

Thomas, K. (1967). *Praxis der Selbsthypnose des autogenen Trainings*. Thieme.

Thomas, K. (1989). *Praxis des Autogenen Trainings: Selbsthypnose nach J. H. Schultz. Grundstufe, Formelhafte Vorsätze, Oberstufe*. Thieme.

van der Kolk, B. (2014). *The Body Keeps the Score: Brain, Mind, and Body in the Healing of Trauma*. Viking Penguin.

Wallnöfer, H. (1972). *Der Weg zum Autogenen Training*. Herder.

Wallnöfer, H. (1973). Die analytische Oberstufe des Autogenen Trainings. *Z Psychother und med. Psychol, 23*(1), 1–8.

Wallnöfer, H. (1980). Die analytische Oberstufe des Autogenen Trainings. In W. Luthe (Hrsg.), *Autogenic Methods: Application and Perspectives*. Thieme, 103–117.

Wallnöfer, H. (1990). Die analytische Oberstufe des Autogenen Trainings. In Gerber, G., Sedlak, F., *Autogenes Training – mehr als Entspannung*. Reinhardt.

Wallnöfer, H. (1992). *Seele ohne Angst: Autogenes Training und Autogene Therapie.* Kösel.

Wallnöfer, H. (1996). *Autogene Psychotherapie*. Analytische Oberstufe – Kursunterlagen. Unveröffentlichtes Manuskript.

Wallnöfer, H. (2000a). Die Bedeutung der Bionomie in der psychotherapeutischen Praxis. *Z Psychother, 45*(2), 123–138.

Wallnöfer, H. (2000b). Formelhafte Vorsatzbildung. In G. Stumm, A. Pritz (Hrsg.), *Wörterbuch der Psychotherapie*. Springer, 213.

Wallnöfer, H. (2003). *Gesund mit Autogenem Training und Autogener Psychotherapie. Gelassener, konzentrierter, leistungsfähiger* (3. Aufl.). Novum.

Weiß, H. (2001). Zur Beziehung zwischen einigen theoretischen Konzepten bei Melanie Klein und Wilfred Bion. *Psyche – Z Psychoanal, 55*, 159–180.

Wilke, E. (2010). Behandlungsmöglichkeiten psychosomatisch erkrankter Menschen mit Hilfe der Katathym Imaginativen Psychotherapie. In L. Kottje-Birnbacher, U. Sachsse, E. Wilke (Hrsg.), *Psychotherapie mit Imaginationen*. Mit einem Vorwort von G. Hüther. Huber, 233–250.

Will, H. (2016). Ungesättigte und gesättigte Deutungen. *Psyche – Z Psychoanal, 70*(1), 2–23.

Will, H. (2018). Wie ungesättigte Deutungen entstehen – Die Arbeit der Figurabilität. *Psyche – Z Psychoanal, 72*, 374–396.

Winnicott, D. W. (1954). *Reifungsprozesse und fördernde Umwelt*. Kindler.

Winnicott, D. W. (1969). Übergangsobjekte und Übergangsphänomene. *Psyche Z – Psychoanal 9*, 666–682.

Winnicott, D. W. (1971). *Spiel und Realität*. Tavistock.

Winnicott, D. W. (1973). *Vom Spiel zur Kreativität*. Klett-Cotta.

Winnicott, D. W. (1974). *Reifungsprozesse und fördernde Umwelt*. Kindler.

Winnicott, D. W. (1985 [1965]). *The Maturational Processes and the Facilitating Environment*. Karnac Books. [Dt. (1985). Die Entwicklung der Fähigkeit zur Besorgnis. In ders., *Reifungsprozesse und fördernde Umwelt*. Fischer, 93–105.]

Wyrwicka, W., Sterman, M. B. (1968). Instrumental conditioning of sensorimotor cortex EEG spindles in the waking cat. *Physiology & Behavior, 3*(5), 703–707. https://doi.org/10.1016/0031-9384(68)90139-X

Yalom, I. D. (1996). *Theorie und Praxis der Gruppenpsychotherapie*. Pfeiffer.

Zaichkowsky, L. B., Zaichkowsky, L. D. (1984). Die Auswirkungen eines schulischen Entspannungstrainingsprogramms auf Kinder der vierten Klasse. In *Z klin. Kinderpsychol, 13*(1), 81–85. https://doi.org/10.1080/15374418409533174

Zeier, H. (1997). Psychophysiological stress research. *Interpreting, 2*(1–2), 231–249. DOI 10.1075/intp.2.1-2.9zei.

Die Autorinnen

HR Dr.in Brigitte Bischof
Klinische und Gesundheitspsychologin, Psychotherapeutin für Autogene Psychotherapie und Katathym Imaginative Psychotherapie, Lehrtherapeutin für ATP und KIP der ÖGATAP. Ehem. Leiterin der Klinischen Psychologie und Psychotherapie des Heeresspitals. Arbeitsschwerpunkte: Angststörungen, Gerontopsychotherapie, Supervision. Publikationen in Psychotherapie, in freier Praxis tätig.
brigitte.bischof@aon.at

Dr. in Jadranka Dieter
Klinische und Gesundheitspsychologin, Psychotherapeutin für Autogene Psychotherapie und Katathym Imaginative Psychotherapie, Lehrtherapeutin für ATP und KIP der ÖGATAP, Lehrbeauftragte für das WBC für Säuglings-, Kinder- und Jugendlichen-Psychotherapie der ÖGATAP, Arbeitsschwerpunkte: Supervision, verschiedene Publikationen. In freier Praxis tätig.
jadrankadieter@gmx.at

Dr.in Renate Chiba
Klinische und Gesundheitspsychologin, Psychotherapeutin für Katathym Imaginative Psychotherapie und Autogene Psychotherapie, Lehrtherapeutin für KIP der ÖGATAP, Lehrbeauftragte für das WBC für Säuglings-, Kinder- und Jugendlichen-Psychotherapie der ÖGATAP, Fachliche Leitung der Fortbildungsreihe „Gerontopsychotherapie“ der ÖGATAP. In freier Praxis tätig.
renate.chiba@chiba.at